MON CAHIER
OBJECTIF ZÉRO SUCRE

MARIE-LAURE ANDRÉ

ILLUSTRATION DE COUVERTURE
ISABELLE MAROGER

SOLAR
EDITIONS

Ce journal APPARTIENT à...

Index

Mois 3

Semaine 1

Semaine 2

Semaine 3

Semaine 4

Introduction

Un joli petit macaron, une tarte Tatin à la cannelle avec sa glace à la vanille, du bon chocolat aux noisettes… Mmmh ! Rien à faire, c'est quand même votre moment chouchou, votre petit rayon de soleil. La journée ne peut pas être réussie sans une petite pâtisserie so yummy ! Sauf qu'aujourd'hui, vous ne pouvez plus vous en cacher : vous mangez un peu trop de sucreries (vous en grignotez quasiment en permanence, et impossible de résister quand on vous en propose). À la fin, ce n'est plus tant un plaisir qu'une source de culpabilité. Vous aimeriez redevenir un peu maîtresse de vos envies, et surtout, vous aimeriez mincir… Car le problème, c'est que le sucre est le principal responsable des kilos en trop, très loin devant les aliments gras ! Il est aussi très mauvais pour la peau, le bien-être et la forme en général. Pas top.

Le pire, c'est que vous êtes cernée. C'est un fait : le sucre est partout ! Dans les desserts, les snacks, évidemment, mais aussi les céréales du petit déjeuner, les boissons aux fruits… et même dans les sauces salées, les pâtes et dans les plats cuisinés !

Votre objectif : arrêter le sucre, pour mincir, redevenir maîtresse de vous, être fière, pleine d'énergie et rayonnante ! Vous allez avoir besoin de motivation version 1 000, ok, mais ce cahier va vous l'apporter. Il va vous coacher jour après jour pour résister aux tentations, aux envies, pour bien manger et sortir de l'addiction ! Pour ça, il vous donne des astuces et des outils imparables afin de repérer vos écarts, vous rassurer quand ça devient dur, mesurer vos progrès… En 3 mois, step by step, vous allez vous débarrasser de votre addiction aux produits sucrés et à ceux qui n'ont pas le goût sucré, et qui pourtant sont bourrés de sucres cachés ennemis de la minceur. Vous allez progresser semaine après semaine et mois après mois, une warrior du slim et de la healthy food ! Bye bye sucre !

Test : Quelle addicte au sucre êtes-vous ?

Vous avez fait le plus dur : reconnaître que vous avez un (petit, gros, énorme) souci avec le sucre… Mais quel genre de souci ? Êtes-vous une totale accro au sucre ou une addicte qui s'ignore ? Mieux vous connaître vous permettra de mettre au point une stratégie personnalisée et imparable pour combattre vos petites faiblesses et dégommer le sucre. Faites le test !

Profil n° 1 : l'accro au sucre

- ❑ Aussi loin que vous vous en souvenez, vous avez toujours mangé beaucoup de sucre (confiseries, desserts sucrés, biscuits et brioche au goûter…).
- ❑ Manger un fromage blanc sans sucre ou boire de l'eau nature vous paraît une torture.
- ❑ Vous êtes incapable de prendre un petit déjeuner salé (œufs, pain et fromage…), il vous faut votre dose de sucre dès le matin !
- ❑ Il vous arrive de plonger la main dans un paquet de chips sans pouvoir l'en sortir ou d'avoir de véritables frénésies de sucre qui vous laissent avec un fort sentiment de culpabilité ou de honte.

Ce profil vous colle à la peau ?

Vous avez toujours été accro au sucre et en consommez beaucoup (trop !) depuis votre enfance. Vous en consommez à chaque repas, plusieurs fois dans la journée en grignotant, quand vous avez une petite contrariété ou quand vous vous ennuyez… Il vous arrive parfois même d'en consommer de façon frénétique, sans pouvoir vous arrêter ? Il est temps de réagir !

Les solutions

Vous avez besoin de « casser » votre dépendance au sucre, de vous libérer de cette addiction dont vous souffrez depuis de longues années ! Quelques bons réflexes vous permettront déjà de réduire votre consommation de sucre (bien structurer vos repas, prendre des snacks sains…), et la motivation fera le reste ! Ce ne sera pas tous les jours facile, mais vous y arriverez ! À la clé : la fierté de résister à vos envies et, en prime, une silhouette affinée !

Profil n° 2 : l'addicte qui s'ignore

- ❑ Vous pensez avoir globalement une alimentation équilibrée mais vous êtes gourmande de céréales et féculents en tout genre : pâtes, riz et risotto, taboulé, pain blanc…
- ❑ Quand un collègue ou un client apporte des viennoiseries au bureau, vous en mangez systématiquement (ça ne se fait pas de refuser !).
- ❑ À l'apéro, vous aimez prendre un (ou deux !) cocktail sucré et vous échangez facilement votre verre d'eau par du jus de fruits dans la journée.
- ❑ Vous avez un petit creux et on vous propose une pomme : vous acceptez poliment mais rêvez secrètement de cookies ou d'une brioche au sucre.

Ce profil vous parle ?

Vous êtes soucieuse de votre silhouette et de votre santé, et cherchez à avoir la meilleure alimentation possible, mais vous êtes aussi gourmande et avez besoin d'être bien rassasiée aux repas avec une bonne quantité de céréales. La convivialité des repas est aussi importante et vous aimez trinquer à l'apéro, manger au restaurant ou entre amis, et le sucre fait toujours partie de la fête... Finalement, même si vous ne vous en rendez pas bien compte, vous mangez des viennoiseries et des sucreries assez régulièrement, et à cela s'ajoutent tous les sucres cachés dont vous ne soupçonnez pas l'existence (alcool, plats cuisinés, céréales raffinées) ! Oups !

Les solutions

Vous avez besoin de refréner votre gourmandise, juste ce qu'il faut pour réduire les excès tout en continuant à prendre du plaisir. Par ailleurs, mieux composer vos assiettes, en choisissant plutôt des céréales complètes et en les associant systématiquement avec des légumes par exemple, vous permettra d'être rassasiée durablement et de réduire ainsi vos petites envies de douceurs entre les repas... À la clé : quelques kilos résistants en moins et une énergie au top !

Profil n° 3 : l'addicte au light

- ❑ Vous faites attention au sucre car ça fait grossir, mais vous aimez bien ce qui est sucré alors vous dégainez sans arrêt votre boîte de Sucrettes®.
- ❑ Vous êtes souvent confrontée au stress et calmez vos nerfs en mâchant des chewing-gums sans sucre.
- ❑ Vous cuisinez peu et sortez souvent du congélateur une pizza toute prête ou des lasagnes, ou commandez des sushis.
- ❑ Vous avez du mal à boire de l'eau plate et l'aromatisez souvent avec du sirop « sans sucre » ou buvez des sodas light très (trop) souvent.

Vous vous reconnaissez dans ce profil ?

Vous êtes consciente du problème qu'entraîne une consommation importante de sucre et avez adopté des stratégies pour la réduire : en passant aux produits sans sucre mais édulcorés, par exemple ! Sauf que... vous n'en êtes pas moins addicte au goût sucré qui... maintient l'envie de sucre (vous comprenez pourquoi vous craquez régulièrement sur des aliments sucrés hypercaloriques ?). Et puis, votre alimentation n'est pas toujours équilibrée, par manque de temps, et vous utilisez souvent des plats tout prêts du commerce, qui contiennent des sucres cachés... Niveau silhouette, on est loin du sans-faute.

Les solutions

Vous avez besoin de rompre avec le goût sucré, pour vous libérer de cette dépendance que vous entretenez malgré tout avec les produits « sans sucre ». Il vous faudra changer quelques habitudes, mieux organiser vos repas et aussi mieux gérer votre stress qui vous pousse à avoir quelque chose de sucré dans la bouche... À la clé : votre dépendance au goût sucré balayée et quelques kilos en moins sur la balance !

Mon bilan nutrition

Pour se motiver, rien de mieux que mesurer objectivement sa consommation de sucres. Pour cela, je vous propose de compléter le tableau qui suit et de visualiser en nombre de sucres ce que cela représente : c'est beaucoup plus parlant !

Vous ne mangez pas certains aliments tous les jours ? Faites des moyennes !

Les sucres ajoutés

Ce sont les sucres qu'on ajoute nous-mêmes dans les boissons et laitages ou ceux qui sont intégrés par l'industrie agroalimentaire dans les produits transformés (biscuits, céréales…).

Dans la colonne de droite, illustrez la quantité totale de sucre que vous consommez par jour et par aliment en coloriant le nombre de sucres correspondants.

	Quantité de sucre ajouté par part	Nombre de parts consommées par jour	Quantité totale de sucre par jour	Colorié en nombre de sucres (▭ =5G)
Biscuits secs (2 = 20 g)	7 g			
Boisson healthy type May Tea® (20 cl)	10 g			
Bonbon ou caramel (1)	5 g			
Cake ou quatre-quarts (1 part = 50 g)	15 g			
Céréales du petit déjeuner (40 g)	12 g			
Chocolat (1 carré = 10 g)	5 g			
Compote classique	8 g			
Confiture (1 c. à s.)	8 g			
Glace ou sorbet (2 boules)	15 g			

	QUANTITÉ DE SUCRE AJOUTÉ PAR PART	NOMBRE DE PARTS CONSOMMÉES PAR JOUR	QUANTITÉ TOTALE DE SUCRE PAR JOUR	COLORIÉ EN NOMBRE DE SUCRES (=5G)
Jus de fruits, avec sucre ajouté (1 verre de 20 cl)	8 g			
Laitage sucré : yaourt, flan, crème dessert…	10 g			
Miel (1 c. à c.)	5 g			
Pain au chocolat ou croissant	8 g			
Pâte à tartiner chocolatée (1 c. à c.)	5 g			
Pâtisserie /gâteau (1 petite part)	20 g			
Snack sucré (Mars®, Snickers®…)	20 g			
Soda (1 grand verre = 20 cl)	20 g			
Sucre en morceaux (à l'unité)	5 g			
Sucre en poudre (1 c. à c.)	5 g			
Verre de sirop	10 g			

Attention : les fruits séchés (dattes, raisins secs…) apportent jusqu'à 70 % de sucre ! Même s'il s'agit de « sucre naturel », ils alourdissent parfois une consommation de sucres en tout genre déjà conséquente… Conclusion : ne compensez pas les sucres ajoutés par des fruits séchés !

La réduction et même la suppression de ces sucres ajoutés sera l'objectif du 1er mois de votre programme.

Les sucres cachés/raffinés

Le sucre, ce n'est pas uniquement le « sucre ajouté », puisque les glucides (farine blanche, fécule de maïs, riz...) sont aussi des sucres, même s'ils n'ont pas de goût sucré. Ils ont d'ailleurs le même effet sur le corps et la silhouette (voir p. 21) que le sucre ajouté ! Les sucres ajoutés cachés dans les plats cuisinés alourdissent encore la note. Faites le point sur votre fréquence de consommation de ces mauvais glucides et calculez rapidement la quantité journalière moyenne que cela représente !

Dans la colonne de droite, illustrez la quantité totale de sucre que vous consommez par jour et par aliment en coloriant le nombre de sucres correspondants. Ce sera plus parlant !

	QUANTITÉ DE SUCRE RAFFINÉ PAR PART	NOMBRE DE PARTS CONSOMMÉES PAR JOUR	QUANTITÉ TOTALE DE SUCRE PAR JOUR	COLORIÉ EN NOMBRE DE SUCRES (sucre =5G)
Biscottes ordinaires et assimilés (à la farine blanche) (4)	30 g			
Céréales petit déjeuner au maïs, type corn-flakes (40 g)	33 g			
Chips et biscuits apéritifs (30 g)	16 g			
Crêpe à la farine blanche (100 g)	20 g			
Croque-monsieur au pain de mie (1)	32 g			
Farine blanche (100 g)	75 g			
Galette / fajita (1)	18 g			
Pain blanc (50 g)	27 g			

	Quantité de sucre raffiné par part	Nombre de parts consommées par jour	Quantité totale de sucre par jour	Colorié en nombre de sucres (▭ =5g)
Pancakes à la farine blanche (3)	30 g			
Pain de mie blanc (2 toasts = 65 g)	32 g			
Pain burger (1)	26 g			
Pâtes blanches (coquillettes, nouilles) et semoule blanche (150 g cuit)	37 g			
Pizza industrielle à la farine blanche (200 g)	52 g			
Quiche et tarte salées industrielles à la farine blanche (1 part = 200 g)	36 g			
Raviolis (200 g cuit)	56 g			
Sandwichs variés avec pain blanc (½ baguette)	54 g			
Total de votre consommation journalière : ...... morceaux de sucres				

Ce premier bilan vous permet de prendre conscience de votre consommation de sucres totale : sucres ajoutés et sucres raffinés. Vous consommez beaucoup de sucres raffinés ou cachés ? La réduction, voire la suppression, de ces sucres raffinés sera l'objectif du 2e mois de votre programme !

Certains aliments contiennent à la fois des sucres ajoutés et des sucres raffinés (farine blanche) : biscuits, viennoiseries, gâteaux...

Mon bilan forme

L'activité physique fait partie intégrante d'un mode de vie sain et elle est indissociable d'une alimentation équilibrée : faire du sport (à votre niveau) vous permettra de tonifier votre silhouette, mais aussi de renforcer votre motivation et de booster la sécrétion des hormones du bien-être. Mais où en êtes-vous avec le sport? Faites le test qui suit pour évaluer votre niveau d'activité physique!

Pratiquez-vous une activité sportive régulière?

▲ Oui, vous en avez besoin pour votre bien-être.

♣ Non, vous détestez transpirer sur le moment et souffrir de courbatures le lendemain!

On vous demande de monter 10 étages à pied...

▲ Pas de problème, vous montez les étages en trottinant.

♣ Vous ne comprenez pas : il y a un ascenseur!

Si vous devez vous déplacer pour un petit trajet, spontanément vous choisissez...

▲ Le vélo, c'est écolo... ou vous y allez à pied.

♣ La voiture! Quoi d'autre?

Vous êtes en formation toute la journée : 8 heures rivée sur une chaise...

▲ Vous enfilez votre tenue de sport dès que la formation est terminée : vous avez besoin de vous défouler!

♣ Aucun problème : vous allez pouvoir vous reposer 8 heures entières...

Le week-end, vous aimez...

▲ Courir, faire du yoga ou aller à la piscine.

♣ Vous détendre devant une série ou surfer sur Internet.

Que vous inspire le HIIT (*high intensity interval training*)?

▲ Une discipline super efficace pour gainer sa silhouette.

♣ Une activité réservée aux sportifs ultra entraînés (dont vous ne faites pas partie)... Ou vous ne savez même pas ce que c'est.

Le yoga, c'est pour vous...

▲ Une activité qui permet d'améliorer le renforcement musculaire et la souplesse tout en se relaxant.

♣ Un ensemble de postures alambiquées dont vous n'avez pas encore compris l'intérêt...

Résultats

Vous l'avez sans doute compris, si vous avez une majorité de ♣ : vous êtes du genre sédentaire... Mais il n'est jamais trop tard pour changer! Avec les activités proposées chaque mois dans ce cahier, vous deviendriez peut-être même accro! Ce sera peut-être un peu difficile de s'y (re)mettre, mais vous en êtes capable : allez-y simplement à votre rythme. Vous constaterez assez rapidement les effets du sport sur votre silhouette : plus fine, mais aussi plus tonique, so sexy!

Si vous avez une majorité de ▲ : l'activité physique fait partie intégrante de votre mode de vie et vous ne pouvez pas vous en passer. Continuez ainsi, tout en vous inspirant des programmes proposés chaque mois, votre silhouette sera bientôt au top, optimisée par l'arrêt du sucre!

Mon objectif

Synthétisez ici votre plan d'action pour atteindre votre objectif : zéro sucre en 12 semaines ! Notez-y vos atouts pour y arriver (votre détermination, votre organisation, votre persévérance…), vos motivations (perdre du poids, retrouver de l'énergie, résister à vos envies…) et vos jokers (ce qui vous aidera dans les moments difficiles !). Par la suite, dès que vous sentez votre motivation s'amenuiser, lisez à haute voix ce que vous y avez noté !

MON PLAN

- Zéro sucre ajouté puis objectif IG bas puis stabilisation
- 3 trainings par semaine minimum pour booster la perte de poids
- Des séances de bien-être 3 à 4 fois par semaine pour garder la motivation

MES MOTIVATIONS

- Perdre ..10.... kilos
- Rentrer dans une taille ....
- Savoir résister aux pâtisseries : reprendre le contrôle et être fière de moi
- ....
....
....
....

OBJECTIF zéro sucre en 12 SEMAINES

MES ATOUTS

- Mental d'acier
- ....
....
....
....
....

MES JOKER

- Le soutien de ....
- ....
....
....
....

Mon suivi silhouette

Suivez ici l'évolution de votre silhouette : prenez vos mensurations tous les 15 jours et répertoriez-les sur cette page. Suivez également votre poids en traçant votre courbe sur la page ci-contre, mais évitez de vous peser plus d'1 fois par semaine et ayez bien à l'esprit que la pratique sportive tonifie les muscles, ce qui peut se traduire par une prise de « bon poids » !

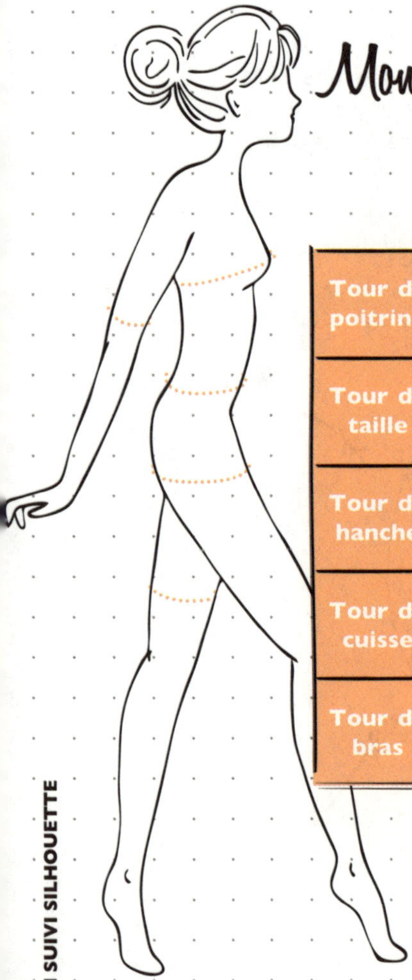

Mon suivi de mensurations

	MOIS 1			MOIS 2		MOIS 3	
	SEMAINE 0	SEMAINE 2	SEMAINE 4	SEMAINE 6	SEMAINE 8	SEMAINE 10	SEMAINE 12
Tour de poitrine							
Tour de taille							
Tour de hanche							
Tour de cuisse							
Tour de bras							

Mon suivi de poids

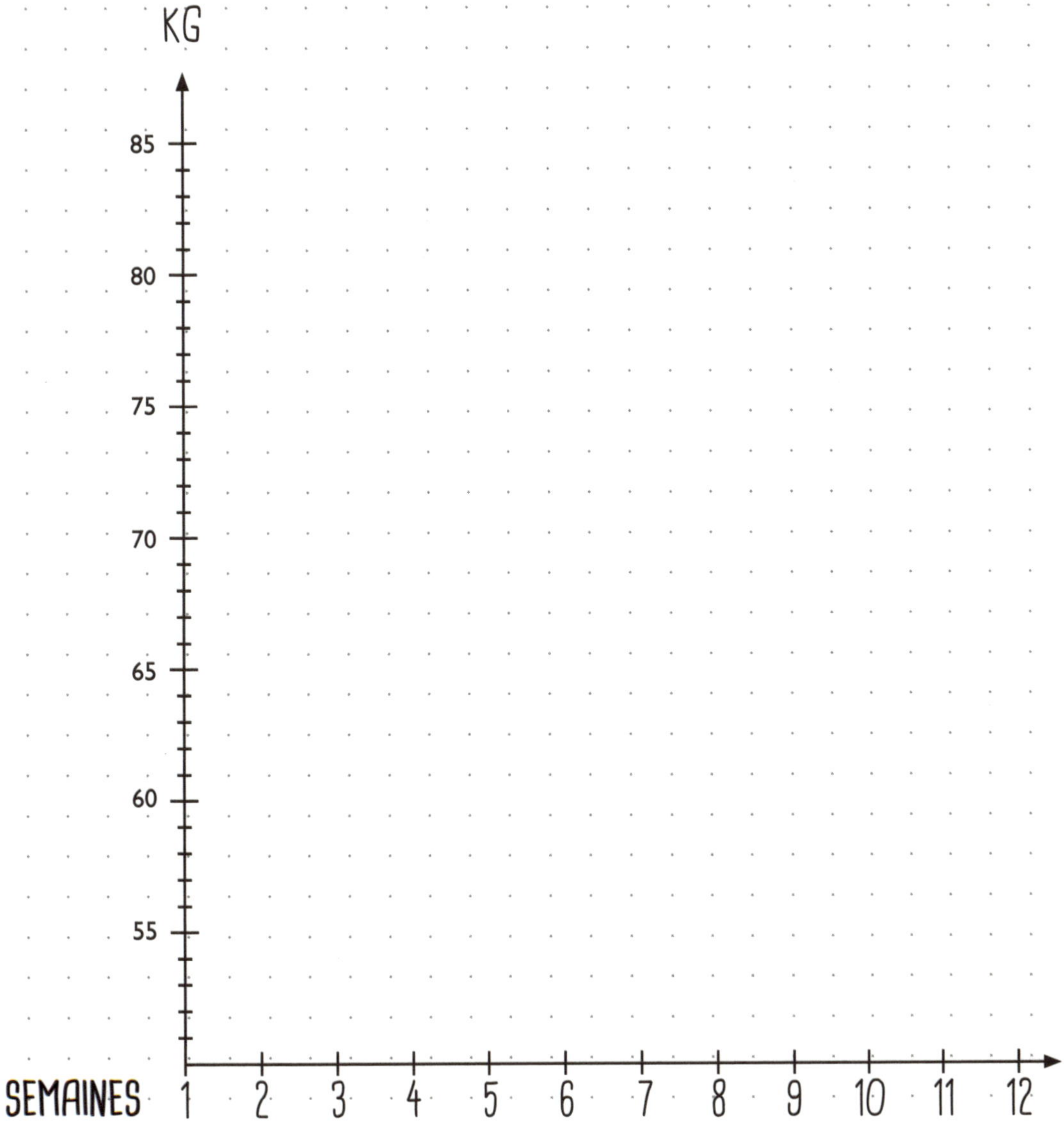

Mon guide zéro sucre

Comme il circule encore pas mal de fausses idées sur le sucre, on fait un petit récap' pour bien comprendre quel est le problème du sucre. Quels sont les bons et les mauvais sucres ? Comment repérer les sucres cachés ? Et, plus globalement, comment mincir en adoptant une nutrition minceur sans sucre équilibrée et feel good ? C'est par ici !

Le sucre, c'est quoi ?

En France, nous consommons entre 25 et 35 kg de sucre par an, principalement sous forme de produits transformés (biscuits, glaces, sodas…), ce qui représente 70 à 95 g par jour et par habitant, soit 10 à 15 fois plus qu'il y a un siècle et 3 fois la quantité recommandée par l'OMS (Organisation mondiale de la santé) !

Teneur en sucre ajouté de quelques produits courants :

- 30 g de confiture (1 barquette individuelle) = 2 à 3 morceaux de sucre
- 2 boules de sorbet citron = 4 morceaux de sucre
- 1 snack chocolaté = 5 morceaux de sucre
- 1 crème dessert = 2 à 3 morceaux de sucre
- 1 canette de soda = 7 morceaux de sucre

Il existe une multitude de sucres !

Le sucre blanc (en morceaux ou en poudre) que vous mettez dans vos boissons chaudes ou dans vos yaourts et gâteaux est le saccharose, mais le sucre se cache derrière d'autres appellations que vous connaissez moins bien !

Glucides : c'est le terme générique des sucres. Les glucides regroupent l'amidon, le glucose, le fructose, le lactose…

Glucose : sucre présent dans le sang issu de la digestion des glucides (amidon, saccharose…). Le glucose est aussi naturellement présent dans les fruits et les légumes.

Dans les céréales :

Amidon : glucide composé de nombreuses molécules de glucose, tel un collier de perles, présent dans les céréales, le pain et les légumes secs. L'amidon fait partie des sucres à privilégier (il donne du carburant au cerveau et aux muscles), associé aux fibres pour que son impact sur la glycémie soit modéré.

Dans les végétaux :

Cellulose : glucide présent dans les végétaux, et plus précisément dans leurs fibres.

Dans les produits sucrés :

Dextrose : c'est l'autre nom du glucose, tout simplement !

Édulcorant : produit ou substance ayant un goût sucré. Si l'aspartame fait partie des édulcorants de synthèse, le sucre est, quant à lui, un édulcorant naturel puisqu'il répond à la définition officielle !

Saccharose : c'est le sucre de table provenant de la canne à sucre et de la betterave sucrière, composé de fructose et de glucose.

Sirop de glucose-fructose : sirop issu du maïs, obtenu par un procédé industriel, riche en fructose, ayant des effets désastreux pour la santé (présent dans de nombreux produits industriels).

Sucre ajouté : matière sucrante (sucre de betterave ou de canne, mélasse…) généralement raffinée, ajoutée par les industriels à de très (trop) nombreux produits alimentaires.

Sucre complet : sucre (généralement de canne) n'ayant pas subi de transformation industrielle (il n'est pas raffiné) : muscovado, rapadura…

Sucre raffiné : sucre de table ou aliment riche en glucides comme la farine, qui a subi une transformation industrielle pour devenir plus blanc que blanc… et vide de tout intérêt nutritionnel.

Dans les fruits :

Fructose : sucre majoritairement présent dans les fruits (et présent en quantité importante dans certains sucres, tels que le sirop d'agave). Attention, consommé en excès, il a la fâcheuse tendance à se transformer en graisse !

Dans le lait et les produits laitiers :

Galactose : glucide présent dans le lait.

Lactose : sucre du lait (au goût pas du tout sucré !), composé de galactose et de glucose.

Les bons et les mauvais sucres, c'est quoi ?

L'IG, la mesure de la qualité des glucides

Le sucre blanc a un IG (indice glycémique, voir p. 92) d'environ 70, ce qui est très élevé. Cela veut dire que sa consommation a un impact important sur la glycémie : le taux de sucre dans le sang s'élève de façon plus importante que quand vous mangez des aliments à IG plus faible. Pour ramener la glycémie à la normale (environ 1 g/litre), l'organisme sécrète une hormone, l'insuline, qui permet d'assimiler les sucres consommés et de les distribuer aux différents organes qui en ont besoin (cerveau, muscles…). Quand on consomme trop de sucres, il arrive que l'insuline soit sécrétée de manière abusive et répétée, ce qui n'est pas sans conséquences pour le bien-être et la santé !

Les « bons sucres » sont donc ceux qui fournissent de l'énergie aux cellules de façon continue, sans pic de glycémie (IG bas) : quinoa, céréales complètes, fruits frais… Les « mauvais sucres », ceux qui ont un IG élevé, apportent de l'énergie de façon brutale, par à-coups : sucre blanc, confiture, pain de mie blanc…

Sucre ou glucides ?

Quand on parle de « sucre », on pense au sucre blanc ajouté par les industriels, au miel et à la confiture, au chocolat… mais on oublie que certains aliments riches en glucides ont un impact aussi néfaste que le sucre : c'est le cas par exemple des pains de mie, farine de maïs, farine blanche… qui ont un impact équivalent sur la glycémie que le sucre lui-même… La détox au sucre proposée dans ce cahier s'attaque donc autant au sucre qu'aux glucides raffinés !

Le sucre, c'est quoi le problème ?

Le sucre n'est pas votre meilleur ami : il vous apporte certes du plaisir et vous avez l'impression qu'il vous donne de l'énergie, mais celle-ci est très éphémère ! Le plaisir laisse rapidement place à une multitude d'aspects négatifs.

Ça ruine le ventre et la santé !

Aucun intérêt nutritionnel !

Le sucre, ce sont des glucides… et rien d'autre ! Il n'apporte ni vitamines, ni minéraux, ni oligoéléments, ni composés antioxydants, ni fibres… rien d'intéressant pour la santé. Les glucides sont rapidement assimilés et fournissent de l'énergie à l'organisme, sous forme de calories qu'on appelle « vides ».

Le sucre est acidifiant

Même s'il a un goût sucré, le sucre est acidifiant : lors de son assimilation, il libère des composés acides qui sont ensuite neutralisés par l'organisme. Mais une consommation trop importante de produits acidifiants comme le sucre peut entraîner une baisse du pH naturel de l'organisme (il devient plus acide et on parle d'« acidose ») avec divers symptômes : déminéralisation des os, déséquilibre de la flore intestinale et troubles digestifs (maux de ventre, alternance diarrhée et constipation…), risques plus importants de tomber malade, prise de poids…

Il ruine l'équilibre du ventre

Le sucre est acidifiant et déséquilibre la flore intestinale, la barrière naturelle de l'intestin qui nous protège des maladies ! Certaines bactéries pathogènes prolifèrent et créent des troubles infectieux (problèmes digestifs avec alternance de diarrhée et constipation, douleurs

abdominales…). Certaines levures et champignons comme le *Candida albicans* peuvent également proliférer et entraîner des conséquences délétères (candidose) : troubles digestifs, migraines, perte d'énergie, prise de poids et envies de sucre…
Ce déséquilibre aboutit à une certaine perméabilité intestinale : le filtre ne joue plus correctement son rôle et laisse passer des éléments qui vont créer des inflammations chroniques dans l'organisme, à l'origine de l'accélération du vieillissement et de l'apparition de maladies (arthrite, maladies cardio-vasculaires, diabète…).

Bonjour les caries !

Le sucre est fermentescible, ce qui provoque la libération de composés acides qui attaquent l'émail des dents. Plus vous mangez de produits sucrés, plus vos dents sont exposées aux attaques acides. Elles finissent par se fragiliser, par se déminéraliser et les caries se forment.

Il a des conséquences sur la santé à long terme

Quand la consommation de sucre et d'aliments à IG élevé (pain blanc, céréales raffinées…) est excédentaire, le pancréas est très sollicité pour produire de l'insuline, l'hormone chargée de faire revenir la glycémie à la normale. En cas de prédisposition génétique, le pancréas risque de s'épuiser au fil des années : l'insuline qu'il produit est moins efficace, surtout si vous avez quelques rondeurs autour de la ceinture abdominale, et il doit donc produire davantage d'insuline, alors qu'il peine déjà à en fabriquer : c'est un cercle vicieux ! Le risque d'apparition de diabète de type 2 augmente, tout comme celui des maladies cardio-vasculaires (le sucre se transforme en graisses et les graisses, surtout celles qui sont localisées autour de la ceinture abdominale, sont nocives pour le cœur et les artères !).

Ça ruine la silhouette !

Le sucre met les graisses en stock !

L'insuline sécrétée par le pancréas pour absorber les sucres a aussi pour rôle de stocker les graisses, ce qui favorise la prise de poids ! Plus vous mangez de sucres, plus vous sécrétez de l'insuline et plus vous permettez à votre corps de stocker les graisses… Bonjour les kilos en trop et la cellulite !

Il donne tout le temps faim, c'est le cercle infernal !

La consommation de sucre est suivie d'une baisse brutale de la glycémie (hypoglycémie réactionnelle) qui déclenche la sensation de faim et l'attirance pour le sucré : l'organisme est paradoxalement en manque de sucre et en réclame ! Voilà pourquoi on dit que « le sucre appelle le sucre ».

Le sucre crée de la fatigue et sape l'énergie

Les glucides à IG élevé (produits sucrés, céréales raffinées) ne donnent qu'une énergie éphémère. La sécrétion d'insuline qui suit leur consommation entraîne une baisse de la glycémie (hypoglycémie réactionnelle) et irrémédiablement… un coup de pompe !

Le sucre agit sur le cerveau et la mémoire

Le sucre a également un effet négatif sur notre cerveau, notamment sur la mémoire d'après une étude menée en 2013 par des chercheurs en Allemagne* : un niveau de sucre plus élevé dans le sang entraîne à court terme une mémoire moins efficace, et donc un apprentissage plus difficile.

(*Kerti L, Witte AV, Winkler A, Grittner U, Rujescu D, Flöel A, « Higher Glucose Levels Associated with Lower Memory and Reduced Hippocampal Microstructure », *Neurology*, 23 oct. 2013).

Le sucre est mauvais pour l'humeur !

Par son effet sur la flore intestinale, le sucre favorise l'anxiété et augmente les risques de dépression : 80 % de la sérotonine (une des hormones du bien-être) est sécrétée au niveau de l'intestin. Un déséquilibre de la flore a donc des conséquences sur le taux de sérotonine, et donc sur le bien-être !
Par ailleurs, les variations permanentes du taux de sucre sanguin se manifestent parfois par des sautes d'humeur incontrôlables…

Il accélère le vieillissement de la peau et de tout l'organisme !

Les molécules de sucre apportées par l'alimentation vont réagir dans l'organisme avec les protéines présentes dans la peau et entraîner des phénomènes de « glycation » : formation de substances qui s'accumulent dans les cellules et finissent par les endommager et accélérer leur vieillissement. Sans compter que la consommation excessive de sucre déclenche la sécrétion d'une quantité importante d'insuline, une hormone qui accentue la production de sébum, point de départ de l'acné. Mangez mieux, évitez les produits sucrés et les céréales trop raffinées et vous retrouverez une peau de bébé !

La consommation de sucre est aussi à l'origine du déclin des cellules dans tout l'organisme (intestins, reins, artères…).

Stop aux fausses idées sur le sucre

Le sucre est indispensable à la vie

Ce n'est pas le sucre qui est indispensable à la vie, c'est le glucose : le cerveau se nourrit de glucose (120 à 140 g par jour !) et les muscles en ont également besoin pour leur fonctionnement. Ce glucose est présent dans de nombreux aliments (fruits, légumes, légumineuses…) et provient surtout de la digestion de l'amidon des céréales (blé, riz, avoine, seigle…). Vous pouvez donc vous passer complètement de sucre ajouté et de sucres raffinés sans risque pour votre santé… Bien au contraire ! #noexcuse

Sans sucre, je manque d'énergie

On a parfois la sensation que le sucre apporte de l'énergie. C'est vrai… mais il s'agit d'une énergie très éphémère : le sucre consommé apporte des sucres rapidement disponibles dont l'organisme a besoin mais, très vite, c'est le coup de mou et vous avez à nouveau « besoin » de manger du sucre. Ce phénomène s'explique par l'index glycémique élevé du sucre : sa consommation entraîne une sécrétion d'insuline, qui permet d'utiliser ces sucres. La glycémie baisse – un peu trop car l'IG du sucre est élevé – et vous vous sentez en manque d'énergie. C'est un cercle vicieux que vous allez casser dès le 1er mois de votre programme ! Objectif : un max de peps !

Le sucre roux est meilleur pour la santé que le sucre blanc

Le sucre roux est malheureusement un sucre blanc déguisé : le sucre de betterave subit une légère cuisson qui lui donne une couleur dorée mais son IG est tout aussi élevé que celui du sucre blanc, et sa teneur en minéraux, vitamines et composés antioxydants est proche de zéro ! Le sucre roux peut aussi provenir de la canne à sucre et être enrichi en caramel pour renforcer sa couleur.

Débusquer le sucre

80 % du sucre que nous ingérons provient des aliments que nous achetons dans le commerce ! Il y en a dans les glaces (15 %), les biscuits (25 à 30 %), les sodas (10 à 12 %), les yaourts sucrés (8 à 10 %), et aussi dans les plats cuisinés (jusqu'à 5 %), les sauces salées (jusqu'à 20 %) et même dans les soupes (3 à 4 %) !

Les industriels en abusent pour donner du goût à leurs produits et les rendre ainsi plus attractifs (ils connaissent votre addiction !), pour donner plus de croquant aux céréales du petit déjeuner, davantage de moelleux aux pains de mie par exemple, ou encore pour améliorer la couleur d'un produit comme des biscottes bien dorées. Le sucre est aussi utilisé comme conservateur (confitures, fruits confits…). Bref, le sucre est partout !
Pour le débusquer, il faut savoir décrypter les étiquettes des produits alimentaires.

Lisez bien la liste des ingrédients

Repérez l'ordre d'apparition du sucre dans la liste d'ingrédients

Celle-ci donne tous les ingrédients entrant dans la composition d'un produit, par ordre décroissant. Si le sucre se trouve en tête de liste, c'est qu'il est présent en grande quantité ! S'il se trouve en fin de liste, il se peut qu'il ait un rôle mineur dans le produit (pour améliorer le goût d'une crème de soja ou pour enlever l'acidité d'une sauce tomate, par exemple) et donc qu'il soit présent en faible quantité. Il s'agit donc d'éviter surtout les produits où le sucre est présent en grande quantité.

Repérez les noms sous lesquels se cache le sucre

Mais le sucre se cache parfois sous des dénominations barbares : glucose, mélasse, sirop de glucose-fructose, sirop de glucose, dextrose, fructose, sucre inverti… Soyez vigilante !

Les sucres cachés à débusquer sur les étiquettes :

- Dextrose
- Fructose
- Glucose
- Isoglucose
- Maltodextrine
- Maltose
- Mélasse
- Sirop de glucose
- Sirop de glucose-fructose
- Sirop de maïs
- Sirop de maïs à haute teneur en fructose
- Sirop de malt
- Sirop de riz brun
- Sorbitol
- Sucre de palme
- Sucre inverti

Examinez le tableau nutritionnel

Ce tableau fournit de précieuses indications et notamment la teneur en glucides et en sucres. Exemple de valeurs nutritionnelles pour des biscuits secs :

Valeurs nutritionnelles	Pour 100 g
Protéines	7 g
Lipides	19 g
Glucides **dont sucres**	69 g 25 g

Les **glucides** regroupent tous les sucres présents dans le produit : amidon du blé, sucre ajouté, lactose du lait, fructose provenant des fruits… L'indication **« dont sucres »** fait référence aux « sucres simples », par opposition aux « sucres complexes » qui regroupent l'amidon et les fibres : ils comprennent le sucre ajouté, mais aussi le lactose, le glucose ou le fructose (le reste correspond à l'amidon). Les « dont sucres » ne renvoie donc pas uniquement aux « sucres ajoutés » mais peut donner une indication quant à leur quantité dans les produits.
Pour bien faire vos choix alimentaires, comparez les tableaux nutritionnels de produits de même famille. Par exemple, prenez 2 sauces tomate et vérifiez les teneurs en sucres : celle qui aura le taux le plus faible sera la plus intéressante (sucres simples de la tomate, sans sucre ajouté, dans un coulis de tomate *versus* sucres ajoutés dans une sauce tomate cuisinée).

Pas de surprise dans les produits « sans sucre » ?

« Sans sucre », « sans sucre ajouté », « allégé en sucre » Vous êtes un peu perdue avec toutes ces allégations nutritionnelles ?

La mention «sans sucre ajouté» signifie qu'aucun sucre n'a été ajouté dans le produit, seuls les sucres naturels sont présents (jus de fruits et compotes, par exemple). Attention : ces aliments peuvent contenir des édulcorants (qui ne sont pas des sucres!), lisez bien la liste des ingrédients!

La mention «sans sucre» indique que le produit ne contient pas de sucre ordinaire ajouté, mais il peut cacher d'autres glucides qui apportent le goût sucré (polyols, fructose...) ou des édulcorants de synthèse : saccharine, aspartame... (bonbons et chewing-gums sans sucre, par exemple, qui contiennent du sorbitol, du maltitol et de la saccharine...). Paradoxalement, ces produits sont souvent riches en glucides! Préférez toujours les produits «sans sucre ajouté» et vérifiez bien la liste des ingrédients!

La mention «allégé en sucre» indique que le produit contient moins de sucre ajouté (30% de moins au minimum) que le produit de référence (compote allégée en sucres, par exemple).

La mention «light» ne fait pas forcément référence aux sucres. Elle peut concerner uniquement les graisses (crème dessert light, par exemple).

Privilégiez les produits «sans sucre ajouté» (qui apportent une réelle garantie) et évitez les produits portant les autres mentions.

Que penser du fructose?

Le fructose est un sucre naturellement présent dans les fruits, le miel et d'autres produits sucrants (sirop d'agave, par exemple). Sa consommation ne pose pas de problème pour l'organisme, à condition d'en consommer raisonnablement, car en excès, il peut entraîner des troubles cardio-vasculaires et réduire l'efficacité de l'insuline (insulinorésistance qui favorise l'apparition du diabète à long terme). Veillez donc à limiter votre consommation de fruits (pas plus de 3 portions par jour; 1 portion = 1 pomme, 1 orange, 150g de fruits rouges, 2 kiwis...) et méfiez-vous des aliments riches en fructose (sirop de glucose-fructose ajouté par les industriels, sirop d'agave...). La détox au sucre proposée dans ce cahier vous permettra justement d'adapter la bonne dose de fructose!

Méfiez-vous du sirop de glucose-fructose
On trouve de plus en plus cet ingrédient dans les plats industriels (glaces, confiseries, crèmes glacées...). Produit à base de maïs, il porte aussi le nom d'«isoglucose» ou *«high fructose corn syrup»* (HFCS). De texture fluide et plus ou moins enrichi en fructose, il est facile à incorporer dans les produits, peu coûteux et possède un pouvoir sucrant équivalent à celui du saccharose (sucre blanc), voire plus élevé pour les versions riches en fructose. Mais l'utilisation massive de ce produit très raffiné par les industriels augmente notre consommation de fructose! Lisez bien les étiquettes et évitez-le autant que possible...

4 conseils pour bien faire ses courses

Votre programme zéro sucre ne commence pas chez vous mais... au supermarché! Réfléchissez : si vous rapportez à la maison des gâteaux, confiseries et autres sucres trop raffinés, il sera bien plus difficile de résister aux tentations! Alors, pour éviter de dériver vers le rayon des biscuits ou vous échouer devant les linéaires de chips lorsque vous faites vos courses, adoptez cette stratégie...

1. Allez faire vos courses le ventre plein !

Si votre estomac commence à tirailler à peine entrée dans la galerie marchande, vous courez droit au désastre! Le meilleur moment : juste après un repas. Pensez aussi à faire vos courses en drive : aucune tentation possible et vous gagnez du temps!

2. Faites une liste !

La bonne méthode : établissez une liste précise des aliments dont vous avez besoin à partir des menus proposés au fil de votre journal de bord. Vous aurez ainsi tout ce qu'il vous faut (et rien que ce qu'il vous faut) pour votre programme «zéro sucre», et n'aurez plus à vous casser la tête pour répondre à la question : «Qu'est-ce qu'on mange ce soir?»

3. Ne passez pas au rayon des chips et des biscuits apéritifs !

Il n'y a que des sucres raffinés là-dedans! Bannissez aussi le rayon des biscuits et confiseries, ce n'est pas le moment de vous laisser tenter... Évitez également le rayon des plats cuisinés (traiteur frais et surgelés) et celui des boissons sucrées, pour ne pas être tentée! En revanche, vous pouvez traîner au rayon des fruits et légumes frais, et faire un tour à l'épicerie bio pour y débusquer des produits intéressants...

4. Aux caisses, vous lorgnez les confiseries ?

La solution : choisir les caisses libre-service (celles où vous scannez vous-même vos articles). Il n'y a pas de présentoirs remplis de confiseries et, généralement, l'attente est moindre, ce qui vous fait aussi gagner du temps (vos courses vont devenir un jeu d'enfant!). Quand vous avez le temps, faites un tour au marché pour faire le plein de végétaux de saison, ou allez dans une AMAP (Association pour le maintien d'une agriculture paysanne).

Mes 7 règles d'or pour manger sainement au quotidien

Vous avez pris la décision d'arrêter le sucre : bravo! Mais si vous souhaitez obtenir de vrais résultats sur votre silhouette et en termes de bien-être, il faudra aussi veiller à manger équilibré...

1. Je fais 3 repas par jour et j'évite de grignoter

Le célèbre dicton qui nous indique de faire «un petit déjeuner de roi, un déjeuner de prince et un dîner de mendiant», c'est-à-dire de manger beaucoup le matin, un peu moins à midi et léger le soir, répond parfaitement au fonctionnement de notre organisme. Les calories absorbées en début de journée sont plus faciles à dépenser que celles que vous consommez tardivement! Attention au grignotage (chocolat, fromage, olives, cacahuètes...) : ces «petits riens » alourdissent de façon importante la note calorique de la journée et déséquilibrent votre alimentation. Structurez vos repas et faites des collations saines si besoin (fruits frais, oléagineux, laitages nature…) !

2. J'arrête de manger quand je n'ai plus faim

Cela paraît logique, mais c'est important de le rappeler ! Pour cela, évitez les assiettes XXL (utilisez des assiettes moyennes ou à dessert), servez-vous des portions raisonnables et prenez votre temps (20 minutes par repas au minimum, le temps que votre cerveau puisse vous envoyer le signal de satiété !). Pensez à bien mastiquer : cela permet d'activer plus facilement la sensation de satiété et de mieux digérer votre repas. Et aussi de mieux apprécier les saveurs.

3. Je mange 5 fruits et légumes au quotidien (en tout cas, j'essaie !)

Vous pensez que vous n'y arriverez pas ? Détrompez-vous car il s'agit de 5 portions de fruits et légumes, sachant qu'1 portion doit peser minimum… 80 g ! Une part de poêlée de légumes variés (250 g) représente à elle seule 3 portions ! Donc, au total, 400 g de fruits et légumes par jour.

4. Je bois de l'eau

C'est la seule boisson indispensable à la vie ! Si l'eau plate vous rebute, ajoutez-y un filet de citron, passez à l'eau pétillante ou dirigez-vous vers les boissons chaudes sans sucre (infusions, thé…). Les jus de fruits et les boissons alcoolisées ne doivent pas faire partie de votre quotidien.

5. Je limite les graisses animales

Si le beurre, les huiles et la crème ne sont pas à bannir, il ne faut pas en abuser non plus : ces matières grasses sont riches en graisses saturées qui viennent facilement se stocker dans vos réserves adipeuses. Préférez les graisses végétales (huiles d'olive, de colza, de noix, purées d'amandes, de noisettes, avocat…), bien plus saines pour l'organisme et dont le stockage est moins évident !

> Les graisses (lipides) sont composées d'acides gras dont les rôles sont nombreux dans l'organisme : ils fournissent de l'énergie, permettent la synthèse d'hormones, apportent des vitamines indispensables à l'organisme et sont indispensables au système cérébral et nerveux. Pour mincir, il n'est pas question de les supprimer ! Il suffit de choisir les bonnes graisses (les végétales).

6. Je structure mes repas

Une assiette structurée et équilibrée se compose de :

- ¼ **de protéines** (animales : viande, poisson, œufs… ou végétales : tofu, steak végétal, lentilles…). Les protéines sont les éléments « bâtisseurs » dans l'organisme (renouvellement cellulaire).

- **½ de légumes crus et/ou cuits.** Les légumes apportent des vitamines, des minéraux et des antioxydants indispensables au fonctionnement de l'organisme, ainsi que des fibres.
- **¼ de céréales/féculents** (quinoa, boulgour, riz, patates douces…) ou de légumineuses (pois chiches, haricots rouges…). Les glucides (féculents) apportent surtout de l'énergie (et des fibres avec les céréales complètes).

Cette combinaison gagnante vous permettra d'être bien rassasiée jusqu'au repas suivant. Le dessert (fruit ou laitage) n'est pas indispensable : vous pouvez le conserver pour la collation.

7. Je cuisine maison

Privilégiez toujours le «fait maison» qui vous permet d'avoir le meilleur contrôle sur vos repas et d'éviter le sucre ajouté par les industriels. Vous découvrez ainsi les vraies saveurs des aliments et réduisez votre consommation de sel et d'additifs en tout genre (colorants, conservateurs…).

Mon petit déjeuner idéal

Après le jeûne de la nuit, le petit déjeuner permet de recharger les batteries pour entamer la journée. Plusieurs études montrent l'importance de ce repas : ceux qui prennent un petit déjeuner ont moins tendance à grignoter dans la journée !

1 BOISSON POUR BIEN VOUS HYDRATER

Café, thé ou infusion. À la fin du 1er mois, vous devriez pouvoir prendre votre boisson sans sucre.

1 FRUIT FRAIS,

que vous pouvez éventuellement couper en morceaux et ajouter à votre laitage. Mais évitez les jus de fruits qui ne rassasient pas suffisamment. Vous pouvez aussi garder votre fruit pour le consommer en collation dans la matinée.

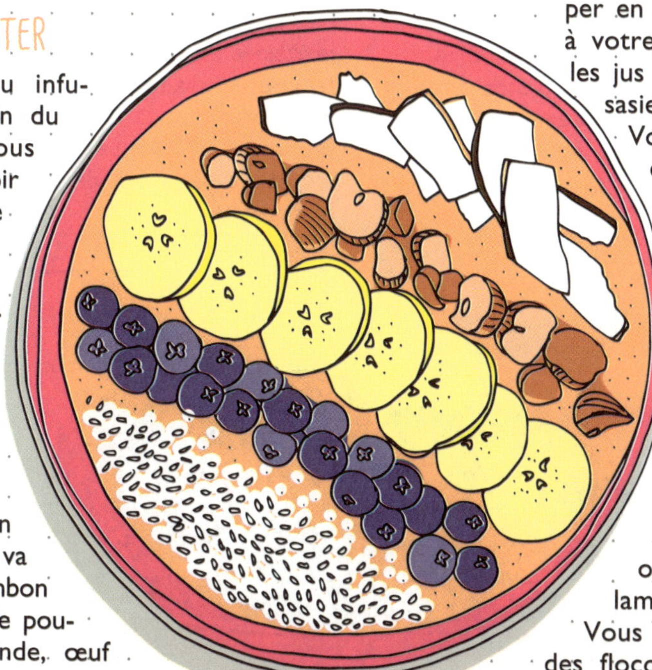

1 ALIMENT RICHE EN PROTÉINES

(et pauvre en graisse, cela va de soi !) : jambon blanc, blanc de poulet ou de dinde, œuf ou laitage (fromage blanc nature, yaourt de soja ou de vache nature…) : les protéines ont un fort pouvoir rassasiant et permettent de mieux résister aux envies de grignoter en fin de matinée !

DU PAIN COMPLET

(ou des biscottes) avec un peu de beurre, de purée d'oléagineux ou d'avocat (coupé en lamelles ou en purée). Vous pouvez aussi choisir des flocons de céréales sans sucre ajouté (flocons d'avoine, de seigle, de sarrasin, de quinoa…), mélangés avec un laitage et des fruits frais et/ou secs (baies de goji, abricots secs, amandes concassées…).

Mes repas principaux

Pour composer vos repas principaux (déjeuner et dîner), choisissez toujours :

DES LÉGUMES crus et/ou cuits : c'est la base de l'alimentation saine ! Vous pouvez opter pour une entrée de crudités : leur mastication rassasie efficacement et permet de manger moins ensuite. Vous pouvez aussi commencer par un potage (chaud ou froid) pour calmer les grosses fringales en créant un volume important dans l'estomac. Si vous êtes plutôt « plat unique », cuisinez des légumes cuits (courgettes, aubergines, poivrons…) et associez-les avec des céréales ou des légumineuses.

UN ALIMENT PROTÉINÉ : viande maigre, poisson, fruits de mer ou œufs, cuits avec le moins de graisse possible (grillé, en papillote, à la plancha…). Vous pouvez aussi choisir de consommer des protéines végétales (tofu, 1 part de lentilles, de pois chiches… d'environ 100 à 150 g). L'apport en protéines est important pour être rassasiée et (si vous souhaitez vous délester de quelques kilos) pour que la perte de poids se fasse au détriment de la masse grasse (vos bourrelets !) et pas au détriment de la masse maigre (vos biscotos !).

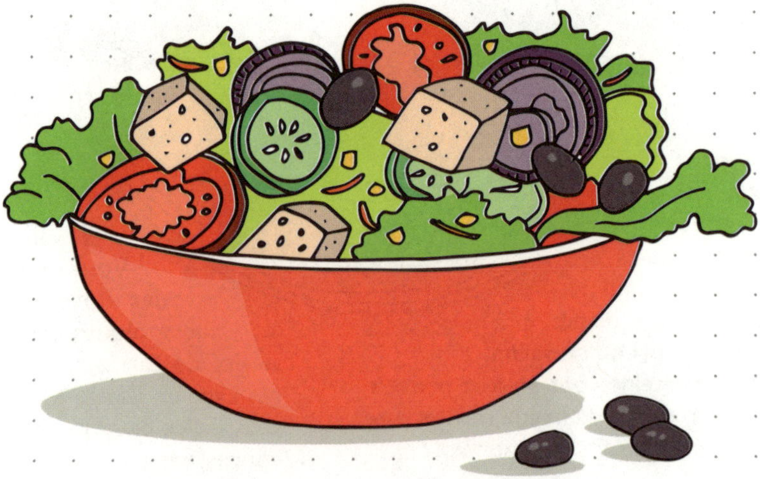

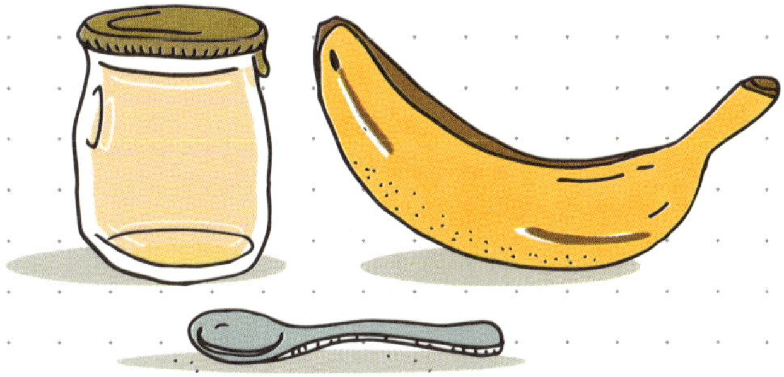

UNE CÉRÉALE (quinoa, boulgour, riz complet, spaghettis semi-complets, semoule complète…) ou autre féculent (patate douce, par exemple) ou des légumineuses (lentilles, haricots rouges…). Vous pouvez choisir du pain complet (de blé, seigle, épeautre…). Ces aliments fournissent des glucides de bonne qualité (index glycémique bas) et de l'énergie à l'organisme. La quantité doit être déterminée en fonction de votre âge, de votre niveau d'activité physique : le meilleur repère est votre appétit, suivez donc bien vos sensations de faim et de satiété et arrêtez de manger quand vous n'avez plus faim.

UN PRODUIT LAITIER : un morceau de fromage (40 g par jour maximum dans l'idéal pour éviter les excès de graisses saturées), un laitage nature (au lait de vache, brebis, chèvre) ou du lait inclus dans une préparation (purée de patate douce, flan de courgettes…). Si vous êtes intolérante au lactose, optez pour des yaourts au soja nature ou pour un verre de lait végétal sans sucre : amandes, soja, avoine… (éventuellement intégré dans une préparation).

UN FRUIT CRU OU CUIT : un fruit de saison à croquer, une compote sans sucre ajouté, une pomme cuite au four…Vous pouvez conserver votre fruit pour le consommer en collation si vous le souhaitez.

Les bons stocks

> Si vous ne vivez pas seule, remisez les aliments raffinés (biscuits, céréales, confiseries…) dans un placard que vous n'êtes pas obligée d'ouvrir trois fois par jour !

Avant de commencer votre programme, pensez à faire le tri dans votre cuisine ! Voici une liste d'aliments healthy pour bien démarrer votre détox de sucre et perdre quelques kilos au passage. Cela vous servira aussi une fois le programme terminé pour conserver vos nouvelles habitudes minceur et manger équilibré durablement.

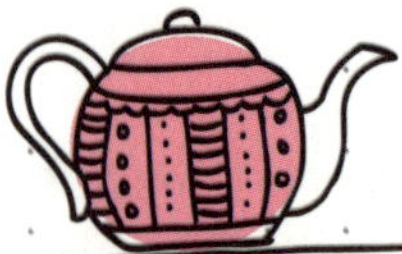

Dans mon réfrigérateur /congélateur, j'ai…

Lait demi-écrémé
Yaourts au lait de vache ou de soja
Fromages blancs et petits-suisses nature

Gruyère râpé, parmesan
Fromages de votre choix

Jambon blanc et blanc de volaille
Filets de poulet et steaks hachés maigres (à 5 % de MG)
Pavés de saumon, filets de poissons blancs

Œufs frais
Steaks végétaux

Légumes frais de saison
Légumes surgelés nature (épinards en branches, haricots verts…)
Légumes surgelés pour potage
Fruits frais de saison et compotes sans sucre ajouté

Citron frais
Moutarde, câpres et cornichons

Pain au levain tranché (éventuellement congelé)

Eau fraîche (plate ou pétillante)
Jus de tomates

Dans mon placard, je stocke…

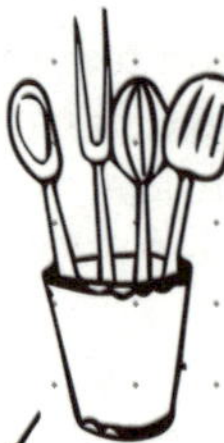

Riz basmati complet ou semi-complet
Semoule et boulgour complets
Quinoa, spaghettis semi-complets
Orge, petit épeautre, sarrasin

Farine T110 ou T150, farine de blé noir, farine d'épeautre complète
Son d'avoine
Huiles végétales : olive, noix, noisette, colza…

Conserves de poisson au naturel ou au citron/aromates : thon, sardines, maquereaux

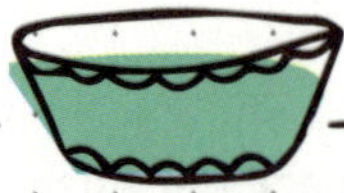

Sel, poivre, épices (dont cannelle) et aromates
Ail, oignons et échalotes
Conserves de légumes frais et secs au naturel : haricots verts, cœurs de palmier, lentilles, pois chiches…

Légumes secs : haricots secs, flageolets, pois cassés…
Amandes mondées, noix sèches
Chocolat noir à 70 % de cacao minimum, cacao en poudre sans sucre

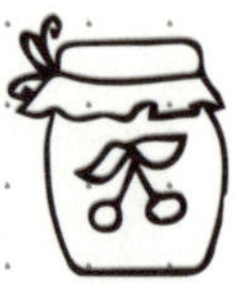

Jus de citron
Vinaigre de vin ou de cidre
Coulis de tomate, concentré de tomate et tomates pelées en conserve
Flocons de céréales sans sucre (avoine, quinoa…)

Mois 1

Objectif

zéro sucre ajouté !

Ça y est, vous êtes prête à dégommer le sucre! Votre motivation est au top, il ne vous reste plus qu'à passer à l'attaque. Phase 1 : éliminer les sucres ajoutés (bye bye sucre dans le café, biscuits, chocolat et yaourt au sucre) pour vous déshabituer du goût sucré. Motivée!

Pour réussir, je vous ai concocté une stratégie infaillible : selon votre profil, je vous donne un plan sur mesure et toutes les astuces nutrition personnalisées (anticraquage, anticoup de blues, antifaim) qui vous aideront à atteindre votre but. Des conseils pratiques pour vous organiser au quotidien ne laisseront aucune chance aux tentations! Chaque jour, vous pourrez suivre le menu proposé et vous remplirez votre journal de bord pour assurer votre suivi. *Let's go!*

Pourquoi se débarrasser des sucres ajoutés?

Les sucres ajoutés, c'est le sucre de table que vous ajoutez vous-même dans vos yaourts, vos boissons, mais aussi tous les produits au goût sucré contenant toutes sortes de sucres ajoutés par les industriels dans leurs préparations. Les sucres ajoutés concernent donc les desserts, boissons et snacks. Globalement, tout ce qui a un goût sucré!

Les sucres ajoutés ont une place particulière dans votre vie car ils sont reliés aux émotions. Une certaine dépendance, créée depuis la petite enfance, vous amène à en consommer de façon parfois excessive. Il est important dans un premier temps de casser cette dépendance pour reprendre le contrôle de votre alimentation.

Mon ami d'enfance : le sucre!

Plongez dans vos souvenirs : comment étiez-vous récompensée quand vous étiez petite? Avec un bonbon? Un chocolat? Un petit gâteau? Le sucre est une récompense parce qu'il nous fait du bien. Et c'est prouvé : les produits sucrés déclenchent la sécrétion de sérotonine et de dopamine, ces fameuses hormones du plaisir. C'est ce qu'on appelle le «sucre doudou» : ce sucre ne répond pas à un besoin physiologique de l'organisme (faim = besoin d'énergie) mais à un besoin psychologique (envie de douceur, de bien-être).

Au secours, je calme mon stress avec du sucre!

Plus tard, toujours à cause de l'association entre sucre et plaisir, nous compensons nos petits tracas de la vie quotidienne, nos montées de stress et autres angoisses en mangeant du sucre. Le sucre comble un manque, vous avez donc pris l'habitude de gérer vos émotions avec le sucre (stress, ennui, angoisse). Une contrariété? Hop, je mange quelques biscuits pour m'apaiser! Le taux de dopamine monte, je me sens mieux… mais mes soucis sont toujours là! Le bien-être ressenti est éphémère mais les mauvaises habitudes ancrées depuis de nombreuses années vous amènent à surconsommer du sucre de façon régulière.

C'est pour ça que les régimes échouent à vous faire mincir : en vous privant, ils créent des émotions de frustration, de colère, que vous gérez… avec le sucre! Pour mincir facilement sans renoncer à vous faire plaisir, il suffit donc d'arrêter le sucre. Vous faites le bon choix!

Une journée n'est jamais parfaite sans une petite sucrerie, avouez !

Le sucre est aussi associé aux émotions joyeuses : une belle glace pour clore une journée sympa entre copines, un gâteau à partager pour les jours de fête… Finalement, une journée sans aucune sucrerie n'est pas totalement réussie, si ? Pourtant, votre bonheur ne devrait pas en dépendre !

Le sucre : une drogue légale ?

Selon la définition du dictionnaire, une drogue est « *une substance psychotrope naturelle ou synthétique, qui conduit au désir de continuer à la consommer pour retrouver la sensation de bien-être qu'elle procure* ». S'il est un peu fort de comparer le sucre à une drogue, puisqu'il ne perturbe pas réellement le psychisme, les produits sucrés relèvent certainement de l'addiction : non seulement ils procurent un plaisir immédiat, mais ils déclenchent aussi des compulsions – vous savez : cette irrésistible envie d'y revenir ! – et parfois même de véritables pertes de contrôle ! Par ailleurs, une étude menée en 2017 par des chercheurs américains a conclu que « la consommation de sucre produit des effets similaires à la consommation de cocaïne, notamment parce qu'elle altère l'humeur, possiblement parce qu'elle induit le plaisir et active le mécanisme du circuit de la récompense se trouvant dans le cerveau, ce qui provoque la recherche du sucre ». Au final, les sucreries contrôlent votre vie !

Le plaisir de manger du sucre… jusqu'aux compulsions !

Le sucre, on en mange surtout parce que c'est bon : une petite confiserie, une pâtisserie en fin de repas, un morceau de chocolat… Au niveau du cerveau, le sucre stimule la sécrétion de sérotonine et envoie le message suivant : « J'aime ça, je veux en manger. » Mais le cerveau, habitué à des doses déjà élevées de sucres, en réclame toujours plus pour sécréter de la sérotonine. Plus vous en mangez, plus vous en avez envie. Le sucre peut amener à de véritables compulsions : vous n'arrivez plus à vous arrêter !

Comment je me désintoxique ?

Pour casser votre dépendance psychique au sucre, il vous faudra réduire progressivement tous les sucres ajoutés. À la fin du mois, dans l'idéal, vous devriez les avoir complètement supprimés. Vous pensez que c'est impossible ? Détrompez-vous et ayez confiance en vous ! Vous en êtes capable et vous allez vous le prouver ! Et puis, cela ne veut pas dire que vous allez faire une croix sur le goût sucré, vous conserverez les fruits, qui apportent une certaine douceur et aident à se passer de sucre ajouté (fruits séchés et fruits frais ou compote sans sucre ajouté dans les laitages nature, par exemple).

Cette réduction puis suppression des sucres ajoutés va quelque peu déstabiliser votre organisme, et surtout votre cerveau qui est habitué à recevoir des doses régulières et plus ou moins élevées de sucre ; la sécrétion de sérotonine sera moindre ce 1er mois. Vous devrez donc activer de nouveaux circuits de récompense pour sécréter les hormones du bien-être : sérotonine, dopamine et endorphines (avec du training et des séances feel good : voir p. 42 et 43) afin de booster votre moral et de rester motivée !

Plan d'action food

L'objectif du mois est donc de réduire progressivement les doses de sucre ajouté dans vos desserts, boissons, snacks sucrés… Supprimer d'un seul coup le sucre ajouté pourrait créer des compulsions difficiles à maîtriser et vous faire craquer au bout de 3 ou 4 jours ! Cette réduction progressive permettra d'habituer vos papilles gustatives à un niveau de goût sucré plus faible : vous retrouverez le goût naturel des aliments et apprendrez à savourer des desserts moins chargés en sucre. Petit à petit, la dépendance psychique va s'estomper (le cerveau va aussi s'habituer à recevoir des doses de sucres moindres).

Profil 1 : l'addicte au sucre

Votre niveau d'addiction au goût sucré est haut (consommation importante de sucres en tout genre depuis de nombreuses années, avec compulsions fréquentes) et votre cerveau réclame toujours sa dose. Supprimer d'un coup le sucre provoquerait des envies permanentes et des coups de fatigue fréquents, d'où l'importance d'y aller progressivement. Il est important de supprimer en premier les aliments les plus addictifs : sodas et autres boissons sucrées telles que les sirops, les snacks sucrés, la pâte à tartiner…

Le plan

- **Réduisez, puis supprimez les sodas** (remplacez-les par des eaux aromatisées pétillantes si besoin). Vous pouvez vous en passer facilement (vous ne mourrez pas de faim !), car les boissons sucrées n'ont pas d'impact sur la satiété et sont faciles à substituer par des boissons non sucrées. Diminuez petit à petit le nombre de sucres dans les boissons chaudes. Si vous n'arrivez pas à boire votre thé sans sucre, essayez de changer de thé (par exemple, remplacez le thé noir amer par du thé vert à la menthe douce, au citron, aux fruits rouges… et testez les thés aromatisés, fruits rouges, orange-cannelle, ou ajoutez 1 goutte d'huile essentielle de menthe, de citron…).

Mes trackers

Dans votre tracker du mois (p. 46, 106 et 164), notez vos 3 objectifs perso :

- Zéro boisson sucrée (semaines 1, 2, 3 et 4 + mois 2 et 3)
- Zéro pâte à tartiner ni confiture (semaines 2, 3 et 4 + mois 2 et 3)
- Zéro confiserie/biscuit/pâtisserie/snack sucré (semaines 3, 4 + mois 2 et 3)

Et faites votre suivi chaque jour !

- **Évitez la pâte à tartiner sucrée et la confiture :** remplacez-les par du beurre, du fromage frais à tartiner, de l'avocat coupé en lamelles, de la purée d'oléagineux (amandes, noisettes…), de la compote sans sucre.
- **Supprimez autant que possible les snacks sucrés et les confiseries :** remplacez-les par des fruits secs (amandes, abricots secs) et des fruits frais de saison à croquer, en compote ou en salade.

Ce qui va être difficile…

Vous serez particulièrement sensible aux compulsions pour le sucre, mais grâce au plan d'action body (yoga) et mental (méditation/sophrologie), vous arriverez à mieux gérer vos envies de sucre.

Profil 2 : l'addicte qui s'ignore

Votre addiction au sucre est « cachée » : vous n'en avez pas vraiment conscience et pourtant, si vous deviez supprimer le sucre sous toutes ses formes du jour au lendemain (biscuits, mais aussi jus de fruits avec sucre ajouté, yaourts sucrés, sauce tomate avec sucre ajouté, plats préparés…), ce serait certainement très difficile à gérer au quotidien ! Vous êtes plutôt gourmande et avez du mal à résister aux différentes tentations qui rythment votre quotidien. Allez-y donc à votre rythme.

Le plan

- **Réduisez, puis supprimez les jus de fruits sucrés** (vérifiez l'étiquette) qui apportent autant de sucres qu'un soda. Préférez les jus de fruits 100 % pur jus et smoothies faits maison dans un premier temps, puis passez à l'eau plate ou gazeuse (ajoutez-y un filet de jus de citron ou des fruits coupés en morceaux et de la menthe, c'est très parfumé !).
- **Choisissez des laitages nature** (à 3,5 % de MG maximum) et sucrez-les le moins possible : aromatisez-les si besoin avec un peu de café soluble, de vanille en gousse, de cannelle en poudre, de cacao, de caroube…) ou ajoutez-y des fruits frais coupés en morceaux ou de la compote sans sucre, plutôt que de la confiture !

Mes trackers

Dans votre tracker du mois (p. 46, 106 et 164), notez vos 3 objectifs perso :

- Zéro boisson sucrée (semaines 1, 2, 3 et 4 + mois 2 et 3)
- Zéro dessert sucré (semaines 2, 3 et 4 + mois 2 et 3)
- Zéro confiserie/biscuit/snack sucré (semaines 3, 4 + mois 2 et 3)

Et faites votre suivi chaque jour !

- **Évitez les snacks sucrés et les petits biscuits** que vous aimez particulièrement manger dans l'après-midi ou dans la soirée : conservez plutôt votre dessert que vous pouvez consommer un peu plus tard ou prévoyez une collation saine (un yaourt nature, quelques amandes…).

Ce qui va être difficile...

Vous serez peut-être déstabilisée par des envies de sucre soudaines (il suffit de supprimer le sucre pour se rendre compte que vous étiez finalement plus addicte que vous ne le pensiez!). L'organisation sera votre meilleure alliée (prévoir des snacks sains, des boissons aromatisées sans sucre...).

Profil 3 : l'addicte au light

Vous n'êtes pas addicte au sucre en lui-même mais au «goût sucré» (des édulcorants notamment). Votre cerveau ne fait pas la différence entre le sucre et les édulcorants : il a besoin de sa dose pour sécréter de la sérotonine. Se débarrasser du goût sucré sera donc aussi difficile pour vous que pour une addicte au vrai sucre! Par ailleurs, l'innocuité des édulcorants pour la santé n'est pas prouvée : certains sont accusés de provoquer des allergies ou des migraines, et sont même suspectés d'être cancérigènes. Dans le doute, autant s'abstenir! Vous devez donc vous sevrer des édulcorants comme s'il s'agissait de vrai sucre.

Le plan

- **Supprimez les sodas light et «zéro sucre»,** et privilégiez les boissons sans aucun sucre ni édulcorant : diminuez progressivement en choisissant de plus petits verres et en réduisant le nombre de verres quotidien. Préférez l'eau plate ou gazeuse avec un petit filet de jus de citron.
- **Choisissez des fruits, compotes et yaourts sans sucre en dessert** à la place des yaourts à 0% édulcorés. Quand vous avez envie de manger du chocolat, choisissez du chocolat noir à 70% de cacao, mais pas du light qui est de toute façon tout aussi calorique que le chocolat classique (lisez bien la liste des ingrédients sur les emballages).
- **Évitez le plus possible les snacks et grignotages édulcorés** tels que les chewing-gums et bonbons sans sucre, les yaourts à 0% aux fruits... Préférez un fruit frais, quelques amandes ou noisettes, quelques abricots secs...

Mes trackers

Dans votre tracker du mois (p. 46, 104 et 162), notez vos 3 objectifs perso :

- Zéro boisson «zéro» (semaines 1, 2, 3 et 4 + mois 2 et 3)
- Zéro dessert light (semaines 2, 3 et 4 + mois 2 et 3)
- Zéro snack édulcoré et sans sucre (semaines 3, 4 + mois 2 et 3)

Et faites votre suivi chaque jour!

Ce qui va être difficile...

Le «sevrage» du goût sucré provoquera certainement des frustrations et des sautes d'humeur... et les tentations sont omniprésentes! La pratique du yoga vous aidera à réguler votre humeur et à garder le contrôle de vous-même.

Ce mois-ci, quel que soit votre profil, vous allez donc procéder par étapes (du plus facile au plus difficile) :

1re semaine : essayez d'arrêter les boissons chaudes et froides sucrées (et édulcorées).
2e semaine : tentez de supprimer les desserts avec du sucre ajouté (et édulcorants).
3e semaine : remplacez les snacks sucrés par des snacks sains sans sucre ajouté.
4e semaine : vous devez avoir supprimé tous les sucres ajoutés (et produits édulcorés) à la fin de la semaine.

Comment je m'organise ?

Je fixe une date de début

Avant de vous lancer tête baissée dans votre programme de détox sucre, ouvrez votre agenda et déterminez une date clé : cela peut être le retour d'un week-end festif, le tout début des vacances si vous avez prévu de rester chez vous… mais pas la veille d'un départ en week-end ou juste avant une série d'invitations ! Choisir la bonne date permet aussi de se préparer psychologiquement (c'est important d'être prête dans sa tête) et de réfléchir à une organisation pratique : il faudra faire du tri dans vos placards !

Je me prépare en faisant du tri dans mes placards

La 2e étape consiste donc à faire du tri dans vos placards : remisez dans un endroit peu visible (au fond d'un placard) tous les aliments dont vous souhaitez réduire la consommation (snacks sucrés, confiseries diverses, bouteilles et canettes de sodas, sirops…). Vous pourrez ensuite faire les bons stocks à partir des menus proposés chaque semaine.

Je trouve du soutien

Ce mois-ci sera sans doute difficile : vous aurez des baisses de motivation, des tentations en tout genre, à la maison, au boulot, dans la rue… et à tout moment de la journée. Il est donc important de trouver des alliés : votre conjoint ou votre meilleure amie, par exemple. Cette personne « ressource » doit être disponible et joignable facilement. Parlez-lui de votre défi personnel (arrêter le sucre) et demandez-lui de l'aide dès que vous sentez que vous allez flancher. Vous pouvez aussi réaliser ce défi à deux, c'est excellent pour la motivation !

J'anticipe les coups durs

Pour éviter les dérives qui risqueraient de vous faire abandonner purement et simplement votre projet, essayez d'anticiper les coups durs : reprenez votre agenda et listez les situations qui pourraient vous mettre en difficulté. Par exemple :

Le piège	Les solutions
Une invitation chez	Je me charge du dessert (une belle salade de fruits de saison).
Un resto entre potes le samedi .... /........	Je choisis un plat complet et je finis par un café avec un carré de chocolat noir à 70% de cacao ou par un fromage blanc.
Un repas d'affaires le mercredi	
....	

Je prévois les menus

Pour ne pas être prise au dépourvu, réfléchissez à l'avance à vos menus. Vous trouverez dans votre journal de bord une proposition de menus de saison. Si ces menus ne vous conviennent pas, élaborez les vôtres (en switchant un légume par un autre ou en créant vos propres menus à partir du « Guide zéro sucre », p. 18). Prévoyez aussi vos snacks : vous devez toujours avoir une alternative saine dans votre frigo ou dans vos placards en cas de petite faim (fruits frais, laitages nature, amandes…). Cette démarche est très importante pour éviter de craquer.

Je mise sur les snacks sains

À partir de la 3e semaine, remplacez vos snacks habituels (biscuits, viennoiseries, barres de céréales du commerce…) par des snacks sans sucre ajouté. Voici ce que vous pouvez consommer en cas de petit creux pour être mieux rassasiée jusqu'au repas suivant :

- 1 fruit frais et 10 amandes
- 1 laitage nature avec du coulis de fruits sans sucre ajouté (mangue, par exemple)
- 1 tranche de pain de campagne avec 1 lamelle de comté

Pensez à boire également (effet coupe-faim !) : 1 grand verre d'eau plate ou pétillante, 1 thé ou 1 infusion…

Je fixe des séances de training et de bien-être

Par ailleurs, la baisse de sécrétion de sérotonine au niveau du cerveau lors de la réduction des sucres risque de jouer sur votre moral. Ne négligez pas les séances de sport et de bien-être qui permettent de remonter le taux de sérotonine. Réfléchissez dès maintenant à vos séances training et relax : vous devez dégager suffisamment de temps pour pouvoir les insérer dans votre agenda (3 séances de training et 1 à 3 séances bien-être par semaine) : voir le « plan d'action body et feel good », p. 42-43.

Je me motive !

Enfin, vous devez booster votre motivation : celle-ci représente 80 % de la réussite de votre programme ! Aujourd'hui, votre motivation est à son apogée, mais au fil des semaines, elle risque de s'amenuiser. Vous devez réfléchir dès à présent à la stratégie à adopter pour la faire remonter en flèche. Par exemple :

- Collez une feuille sur le réfrigérateur avec vos objectifs notés en gros.
- Répétez chaque matin à voix haute un mantra : « Aujourd'hui je suis capable d'y arriver », « Je suis plus forte que ce que je crois »...
- ....
- ....
- ....
- ....
- ....
- ....
- ....
- ....
- ....

Plan d'action mental : objectif zéro effet de manque !

Ce mois-ci est le plus difficile car l'arrêt du sucre entraîne parfois des sautes d'humeur, de la fatigue et une baisse de moral, mais vous allez vous en sortir *fingers in the nose*. Pour mieux gérer les émotions négatives que vous risquez de rencontrer (anxiété, stress), vous allez tester des méthodes bien-être qui ont fait leurs preuves : la méditation et la sophrologie. Ces pratiques permettent de réduire le stress et l'irritabilité liés au sevrage du sucre. La concentration sur sa respiration et ses propres sensations permet de ralentir les battements cardiaques et de chasser les idées noires… Un véritable souffle zen !

Je lutte contre le manque avec la méditation

Et encore plus de méditations !
Sélectionnez une musique de méditation guidée. Il existe de nombreuses applications telles que Petit bambou, Namatata, Pleine conscience, Mindful attitude… Choisissez celle qui vous plaît en fonction du type de méditation que vous préférez et de la durée, et laissez-vous guider.

Méditer, c'est canaliser son esprit en se concentrant sur une seule chose, par exemple son souffle, une sensation, la flamme d'une bougie… L'idée n'est pas de ne penser à rien (ce n'est pas possible), mais de ramener son esprit vers son objet de méditation dès qu'il se perd dans des pensées. Pour vos séances de méditation, choisissez un moment calme et isolez-vous.
La respiration est essentielle pour mieux gérer son stress : une respiration abdominale, ample et lente ralentit les battements cardiaques, ce qui a un effet apaisant immédiat. Pour vous entraîner à bien respirer, placez votre main sur votre ventre pour le sentir gonfler à chaque inspiration et dégonfler à chaque expiration. Afin d'accentuer l'effet détente, diffusez de l'huile essentielle (HE) d'encens pendant votre séance.

Je réduis mes envies avec la sophrologie

La sophrologie est une méthode de bien-être qui utilise des exercices de méditation, de visualisation (d'images apaisantes), de respiration et de relaxation pour obtenir une détente physique et le calme mental. On recherche l'harmonie du corps et de l'esprit tout en chassant le stress et les angoisses. Une fois apaisées, vos envies de sucre sont beaucoup plus faciles à gérer ! Les exercices sont proposés par la sophrologue Pauline Valdairon (www.paulinevaldairon.com).

Nombre de séances :
2 à 3 par semaine (en alternance avec le yoga)
Durée : 15 à 30 min

Plan d'action body : je me mets au sport avec le yoga !

Le yoga, c'est bon pour lutter contre le manque de sucre

Ce mois-ci, on se met au yoga ! La réduction, puis la suppression des sucres ajoutés va peut-être jouer sur votre moral : vous pourriez ressentir des tensions, des sautes d'humeur et le manque. Le yoga permet de mieux gérer les envies de sucre : en stimulant naturellement la sécrétion de dopamine et de sérotonine, il réduit le stress à l'origine des compulsions et permet d'apprendre à respirer correctement (par le ventre) pour réduire le rythme cardiaque. Détente garantie !

C'est bon pour la motivation !

Le yoga permet aussi de canaliser les énergies et de dynamiser l'esprit, de renouer avec son corps et d'augmenter l'estime de soi : c'est parfait pour renforcer votre motivation !

Ça fait mincir !

Et puis, le yoga est un sport à part entière qui permet de tonifier efficacement la silhouette en stimulant les muscles profonds. Il muscle tout en longueur, brûle des calories et améliore le métabolisme, exactement ce qu'il vous faut pour commencer à mincir en douceur…

Le yoga, c'est quoi ?

Le yoga est une méthode de bien-être indienne, notamment composée de postures et d'exercices de respiration qui permettent de se sentir bien dans son corps et dans son esprit. Il est particulièrement efficace contre le stress. Vous n'allez pas vous endormir, c'est un vrai sport, qui renforce les muscles profonds ! Réalisez les postures proposées sur le modèle du hatha yoga (une des formes les plus courantes du yoga) : tenez les positions proposées 1 à 2 min et cherchez à les enchaîner de la manière la plus naturelle possible.

Les petits conseils pour bien yoguer

Évitez de manger juste avant un entraînement (dernier repas 2 h avant votre séance minimum) : les postures que vous réalisez risqueraient de créer un inconfort digestif. Évitez de boire également beaucoup d'eau juste avant de dérouler votre tapis de yoga (mais hydratez-vous bien pendant !).

Nombre de séances :
3 par semaine
Durée : 30 min minimum par séance
Équipement : un tapis de sol et une tenue confortable

Mes exos de yoga

Retrouvez chaque semaine dans votre journal de bord des séances de yoga composées avec les postures ci-dessous.

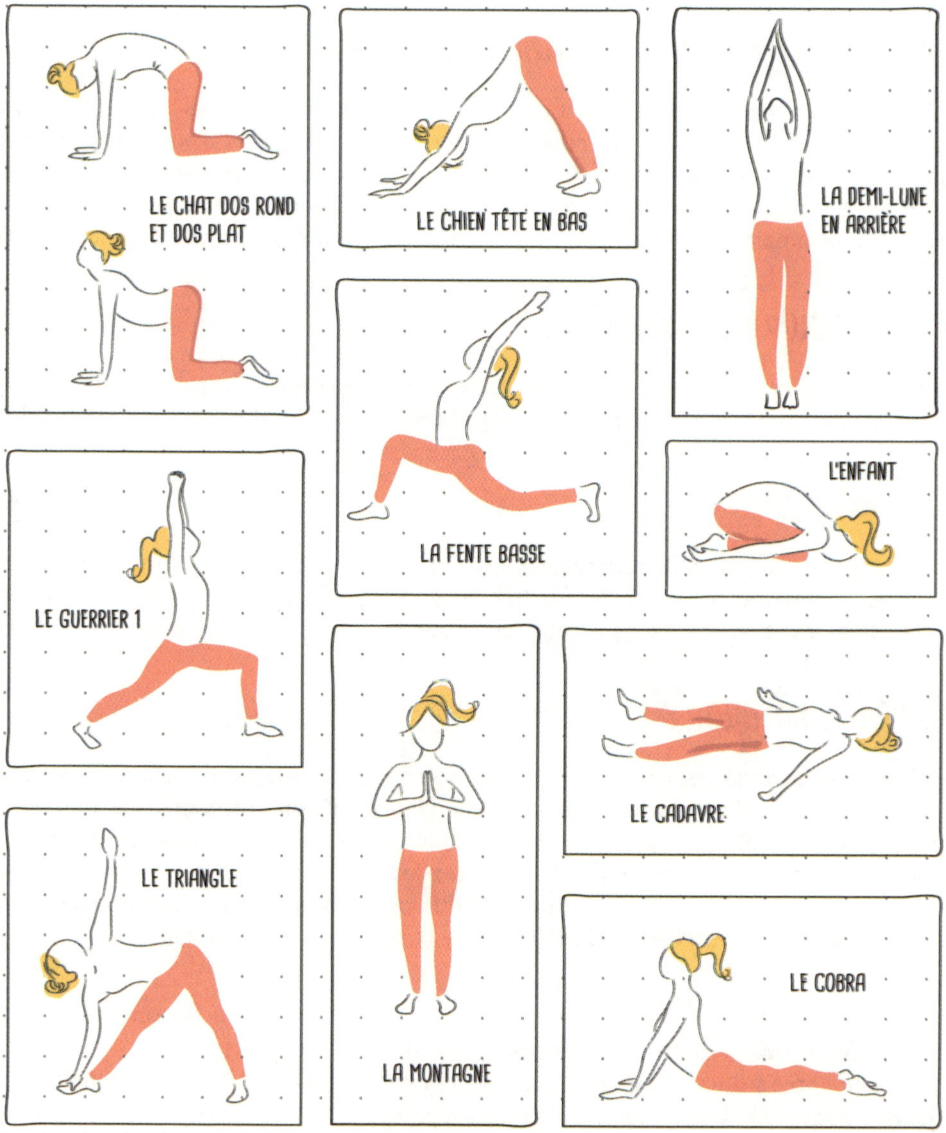

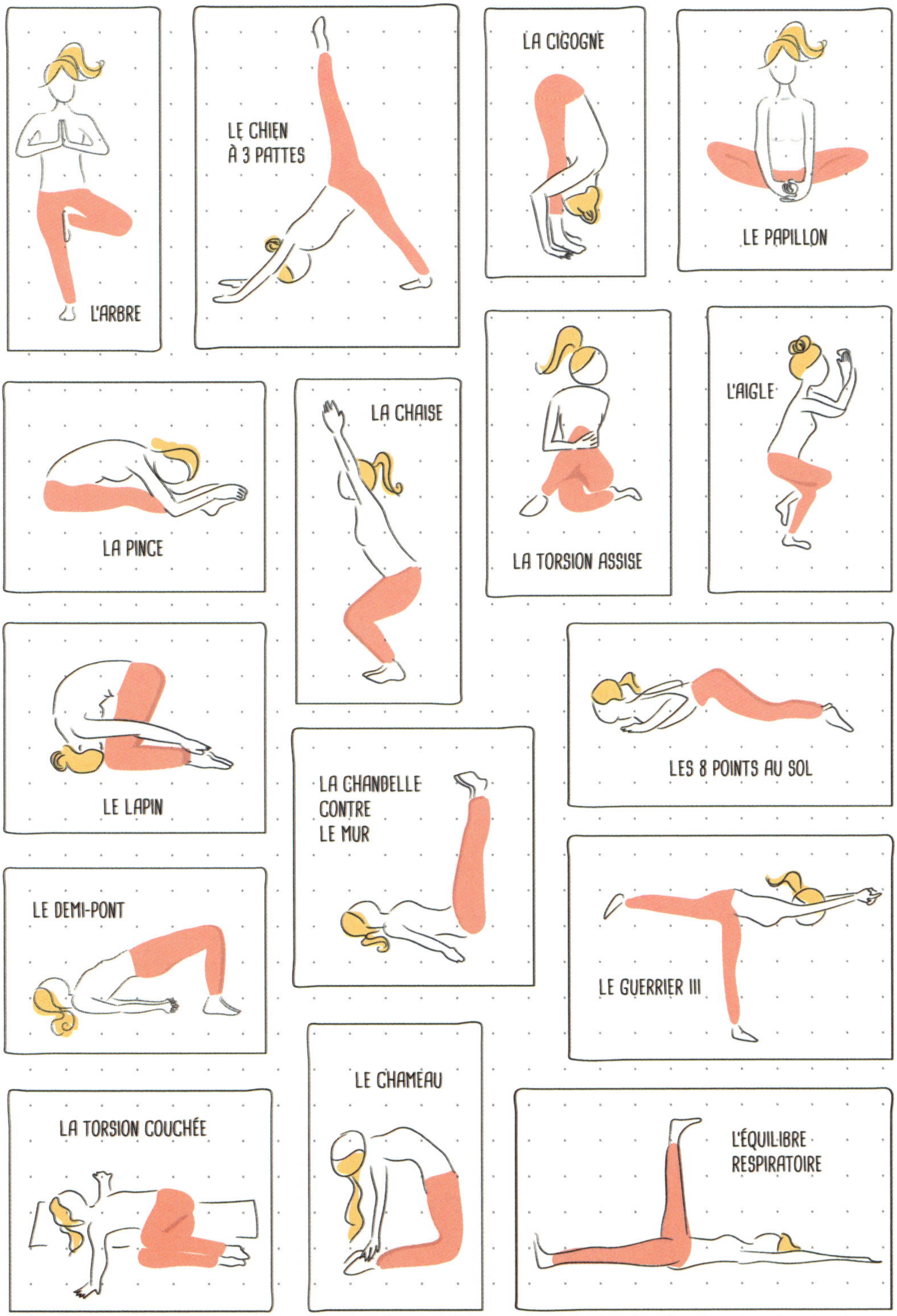
L'ARBRE
LE CHIEN À 3 PATTES
LA CIGOGNE
LE PAPILLON
LA PINCE
LA CHAISE
LA TORSION ASSISE
L'AIGLE
LE LAPIN
LES 8 POINTS AU SOL
LA CHANDELLE CONTRE LE MUR
LE DEMI-PONT
LE GUERRIER III
LA TORSION COUCHÉE
LE CHAMEAU
L'ÉQUILIBRE RESPIRATOIRE

Mon tracker mois 1 : zéro sucre ajouté

Notez dans ce tableau vos objectifs perso déterminés par le plan d'action food (p. 36, 37, 38), vos objectifs de training (p. 43) et de bien-être (p. 42), et remplissez la case du jour selon la légende. Vous pouvez ainsi suivre vos progrès tout au long du mois.

	1	2	3	4	5	6	7	8	9	10	11	12
Zéro boisson sucrée												

Objectif atteint ! | Objectif presque atteint | Objectif non atteint

13	14	15	16	17	18	19	20	21	22	23	24	25	26	27	28	29	30	31

Semaine 1 : objectif zéro boisson sucrée

Mon agenda

Notez dans votre agenda tout ce qui vous aidera à mieux vous organiser cette semaine :
- les horaires pour faire vos courses
- les invitations
- les horaires que vous pouvez dégager pour le meal prep (préparation des plats à l'avance)
- les horaires de vos séances de yoga et de bien-être…
- vos rendez-vous si vous le souhaitez !

Anticipez ! Ainsi, plus de place pour les tentations, le grignotage le soir ou la pizza surgelée, et vous ne zapperez pas vos séances feel good.

LUN	....	.....h.... : Yoga	.....h.... : ....
		.....h.... :	.....h.... : ....
		.....h.... :	.....h.... : ....
MA	....	.....h.... : Séance bien-être	.....h.... : ....
		.....h.... :	.....h.... : ....
		.....h.... :	.....h.... : ....
MER	....	.....h.... : Séance bien-être	.....h.... : ....
		.....h.... :	.....h.... : ....
		.....h.... :	.....h.... : ....
JEU	....	.....h.... : Yoga	.....h.... : ....
		.....h.... :	.....h.... : ....
		.....h.... :	.....h.... : ....
VEN	....	.....h.... : Séance bien-être	.....h.... : ....
		.....h.... :	.....h.... : ....
		.....h.... :	.....h.... : ....
SA	....	.....h.... : Yoga	.....h.... : ....
		.....h.... :	.....h.... : ....
		.....h.... :	.....h.... : ....
DIM	....	.....h.... : Séance bien-être	.....h.... : ....
		.....h.... :	.....h.... : ....
		.....h.... :	.....h.... : ....

Mon meal prep

Le meal prep permet d'organiser la préparation de vos repas. Établissez-le à partir des menus proposés chaque jour et de votre agenda personnel : quand allez-vous préparer le déjeuner et le dîner du lundi ? Quand allez-vous laver, couper et stocker vos légumes dans un Tupperware® pour le soir ? Quand allez-vous précuire vos céréales pour n'avoir plus qu'à les réchauffer ?... L'objectif : que tout soit prêt à être cuisiné, histoire de ne pas céder à la tentation des plats industriels ou du grignotage les soirs où vous manquez de temps et de motivation.

Quand préparer ?	Pour quel plat ?	Prévu quand ?	Les préparations (épluchage/découpe/cuisson) que je peux prévoir…

Ma liste de courses

À partir des menus proposés chaque jour, notez ce qu'il vous manque dans votre liste de courses, pour acheter le nécessaire et rien de plus (biscuits, chocolat, sodas et Cie, c'est out !).

☐	☐	☐ ....
☐	☐	☐ ....
☐	☐	☐ ....
☐	☐	☐ ....
☐	☐	☐ ....
☐	☐	☐ ....
☐	☐	☐ ....
☐	☐	☐ ....

LUNDI

Petit déj'
Thé vert menthe
Pain de campagne
+ lamelles d'avocat
+ œuf mollet

Déjeuner
Tomate + vinaigrette
Saumon en papillote
Semoule de couscous
+ poivrons grillés
Yaourt nature + le moins possible de sucre

Dîner
2 œufs à la coque
+ mouillettes de pain grillé
Reste de poivrons grillés
+ pommes de terre
Ananas

FOOD

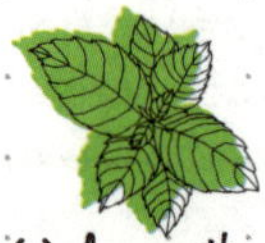

Thé vert glacé à la menthe
(pour 1 l de thé)
Mettez 2 c. à c. de thé vert bio dans une carafe ou une théière. Ajoutez 20 feuilles de menthe ciselées et 1 l d'eau bouillante. Laissez infuser pendant 5 min, puis filtrez, laissez refroidir et réfrigérez pendant 1 h.

SPORT

Yoga du matin
- Le chat dos rond/dos plat
- Le chien tête en bas
- La fente haute
- Le guerrier I
- La montagne
- L'arbre
- L'enfant

1 à 2 min par posture
+ 1 min de récup'
Reproduisez le circuit du côté gauche.

MOTIVATION

Je m'engage! Ce premier jour, votre motivation est au top, vous n'aurez pas de tentation. Profitez-en pour prendre un engagement avec vous-même : inscrivez noir sur blanc votre objectif, vos motivations et écrivez : « Moi *(votre prénom)*, je m'engage aujourd'hui *(date)* à prendre soin de moi et à réduire le sucre le plus possible. *(signature)*. » Cela boostera votre motivation !

MES TRACKERS

Coloriez votre niveau de statisfaction :

Zéro stress
Zéro envies de sucre
Zéro boisson sucrée
Training/séance feel good

NOTES

•
•
•
•
•
•
•

Heure	Ce que j'ai mangé/bu (repas, collations, boissons en g)	Sucres ajoutés (en g)

En sucres
(COLORIEZ : = 5

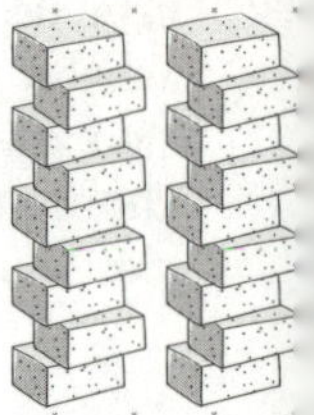

TOTAL : ....

MARDI

MOTIVATION

Je me sens nerveuse quand je n'ai pas ma boisson sucrée. Le stress lié à la réduction du sucre entraîne une hausse du taux de cortisol dans l'organisme. Vous pouvez vous sentir nerveuse, stressée, agacée ou à cran. Pour réduire le cortisol, évitez de boire du café, buvez assez d'eau (1,5 l par jour), pensez à la méditation et riez ! Le rire est un puissant antistress.

FOOD

Lassi pêche

(pour 1 personne)
Pelez et coupez en morceaux 1 pêche bien mûre, puis mixez-la avec 1 yaourt brassé nature (ou de soja) et 5 cl de lait de vache ou végétal sans sucre ajouté + 1 pincée de cardamome (facultatif). Dégustez bien frais.

Petit déj'

Thé au jasmin
Biscottes aux céréales + beurre
Yaourt nature avec morceaux de fruits frais

Déjeuner

Salade de tomates, concombre, avocat, pois chiches, poulet grillé, feta + vinaigrette
Lassi pêche

Dîner

Wok de crevettes, courgettes et oignons
Boulgour
Fromage blanc + fraises coupées en morceaux + le moins possible de sucre

BIEN-ÊTRE

Méditation antistress morning

Le matin, au réveil, avant de vous lever, respirez longuement et visualisez mentalement chacun de vos membres. Visualisez le souffle qui entre dans vos poumons et qui ressort par votre nez. Continuez de respirer calmement et prenez conscience de tout votre corps. Ouvrez les yeux et levez-vous doucement. *Have a good day!*

NOTES

-
-
-
-
-
-
-

MES TRACKERS

Coloriez votre niveau de satisfaction :

Zéro stress
Zéro envies de sucre
Zéro boisson sucrée
Training/séance feel good

Heure	Ce que j'ai mangé/bu (repas, collations, boissons en g)	Sucres ajoutés (en g)

TOTAL : ....

En sucres

(COLORIEZ : = 5G)

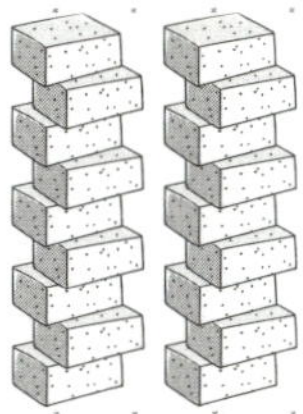

MERCREDI

Petit déj'
Café noir
Fromage blanc nature avec flocons d'avoine et fruits rouges

Déjeuner
Radis à la croque
Steak haché au gril
Quinoa et courgettes sautées
Faisselle nature + fruits rouges + le moins possible de sucre

Dîner
Jambon blanc
Reste de courgettes sautées
Comté
Compote sans sucre
Pain de campagne

BIEN-ÊTRE

Respiration antistress

Tout changement provoque du stress, d'autant plus qu'il est difficile à vivre, tel que l'arrêt du sucre ! Pour bien canaliser vos émotions, prenez 5 min et inspirez longuement sur 5 s, puis expirez sur 5 s. Faites cet exercice pendant 5 min.

FOOD

Eau détox agrumes-gingembre

(pour 1,5 l)

Pelez et taillez en rondelles fines 2 cm de gingembre frais. Lavez et coupez en rondelles 1 orange bio, 1 citron et ½ pamplemousse bio. Mettez les fruits dans une grande carafe, puis ajoutez 1,5 l d'eau de source. Réfrigérez pendant au moins 2 h. Conservez votre eau détox 24 h.

MOTIVATION

Oups, je démarre mal... Vous n'avez pas bien commencé votre programme, vous avez déjà craqué le 2e jour ? Ne laissez pas tomber ! On efface et on reprend : vous avez le droit de trébucher, mais relevez-vous toujours et ne culpabilisez pas ! Restez sereine, vous ferez mieux demain… Allez hop, on s'y remet : relisez votre objectif à voix haute pour vous motiver !

MES TRACKERS

Coloriez votre niveau de statifaction :

Zéro stress ☐☐☐☐☐☐☐☐ ☺

Zéro envies de sucre ☐☐☐☐☐☐☐☐ ☺

Zéro boisson sucrée ☐☐☐☐☐☐☐☐ ☺

Training/séance feel good ☐☐☐☐☐☐☐☐ ☺

NOTES

•

•

•

•

•

•

Heure	Ce que j'ai mangé/bu (repas, collations, boissons en g)	Sucres ajoutés (en g)

En sucres

(COLORIEZ : ▭ =

TOTAL : ....

JEUDI

MOTIVATION

Je ne sais pas si j'ai faim ou juste envie de manger…

Parfois, quand on modifie ses habitudes alimentaires, on est déstabilisé et on a du mal à différencier la faim de l'envie de manger. Prenez alors un grand verre d'eau plate ou pétillante et attendez 15 min. Occupez votre esprit avec une activité. S'il s'agit d'une vraie faim, elle reviendra rapidement avec des gargouillis dans le ventre. L'envie de manger se situe dans la tête et passe si on pense à autre chose !

SPORT

Yoga

- L'arbre
- Le triangle
- Le guerrier I
- La cigogne
- La demi-lune en arrière
- La chaise

1 à 2 min par posture
+ 1 min de récup'
Reproduisez le circuit du côté gauche.

FOOD

Eau détox citron-menthe

(pour 1 l)

Lavez et coupez en rondelles 1 citron jaune et 1 citron vert bio. Mettez les fruits dans une grande carafe, puis ajoutez 1 l d'eau de source et 20 feuilles de menthe ciselées. Réfrigérez pendant au moins 2 h. Conservez votre eau détox 24 h.

Petit déj'

Thé au citron
Pain de seigle + comté
Fruit frais

Déjeuner

Salade jar : quinoa, mesclun, avocat, thon, tomate, comté, graines de sésame + vinaigrette
Kiwis

Dîner

Omelette aux pommes de terre et champignons
Salade de mesclun + vinaigrette
Fromage blanc + cannelle + le moins possible de sucre

NOTES

-
-
-
-
-
-
-

MES TRACKERS

Coloriez votre niveau de statisfaction :

Zéro stress										
Zéro envies de sucre										
Zéro boisson sucrée										
Training/séance feel good										

Heure	Ce que j'ai mangé/bu (repas, collations, boissons en g)	Sucres ajoutés (en g)

TOTAL : ....

En sucres

(COLORIEZ : ▬ = 5G)

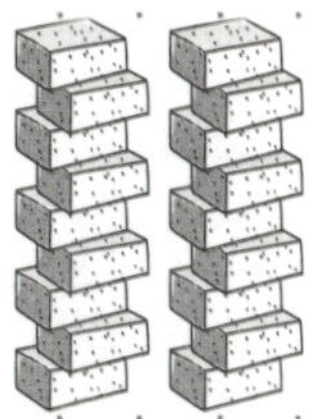

VENDREDI

Petit déj'
Thé earl grey
Pain aux céréales
+ beurre
Yaourt nature avec morceaux de fruits frais

Déjeuner
Patate douce au four et courgettes sautées au tofu fumé
Smoothie tutti frutti

Dîner
Wok de poulet aux oignons et sauce soja
Riz au jasmin
Yaourt brassé
+ le moins possible de sucre

MOTIVATION

Je tiens bon! Les envies de boisson sucrée sont peut-être encore très présentes : pour les contrer, écrivez de petits mantras motivants et positifs et lisez-les chaque jour : «Je mérite le meilleur de moi-même», «Si je peux le rêver, je peux le faire.» Les répéter souvent les ancre dans l'esprit. Résultat : vous vous programmez à les réaliser!

FOOD

Smoothie tutti frutti

(pour 1 verre)
Mixez ½ banane avec 3 fraises lavées et coupées en morceaux. Ajoutez quelques framboises ou myrtilles (fraîches ou décongelées) et quelques morceaux d'ananas ou de mangue et mixez à nouveau. Ajoutez un peu d'eau fraîche pour un smoothie plus liquide et dégustez bien frais.

BIEN-ÊTRE

Massage de la voûte plantaire antistress

Posez une balle de tennis ou en caoutchouc souple par terre et faites-la rouler doucement sur votre voûte plantaire, en insistant sur les zones sensibles, 10 min. Ressentez votre énergie se recentrer sur vos pieds et appréciez ce moment de sérénité et les effets apaisants dans tout le corps.

♡ MES TRACKERS ♡

Coloriez votre niveau de statisfaction :

Zéro stress ☐☐☐☐☐☐☐☐ ☺
Zéro envies de sucre ☐☐☐☐☐☐☐☐ ☺
Zéro boisson sucrée ☐☐☐☐☐☐☐☐ ☺
Training/séance feel good ☐☐☐☐☐☐☐☐ ☺

NOTES

- ____
- ____
- ____
- ____
- ____
- ____

Heure	Ce que j'ai mangé/bu (repas, collations, boissons en g)	Sucres ajoutés (en g)

TOTAL : ....

En sucres
(COLORIEZ : ▬ = 5

SAMEDI

SPORT

Yoga : la salutation au soleil

- La montagne
- La demi-lune en arrière
- La cigogne
- La fente basse
- Les 8 points au sol
- Le cobra
- Le chien tête en bas
- La fente basse
- La cigogne
- La demi-lune en arrière
- La montagne

Enchaînez 10 salutations au soleil d'affilée.

MOTIVATION

Je stresse et ça me donne envie de prendre une boisson sucrée réconfortante…

Si vous ressentez un coup de stress que vous avez du mal à gérer, prenez de l'HE de lavande vraie (*Lavandula vera*), apaisante : déposez 1 goutte sur le creux des poignets (mélangée avec une petite dose de crème hydratante) et respirez… zen !

Petit déj'

Thé matcha au lait d'amande
Pain de seigle + fromage frais à tartiner
Fruit frais

Déjeuner

Gaspacho de tomates (tomates, oignon blanc, huile d'olive, vinaigre balsamique, glaçons, sel)
Brochette de bœuf aux poivrons
Spaghettis + parmesan
Fraises

Dîner

Salade de concombre à la menthe
Steak de seitan
Purée de patate douce
Pomme cuite au four

FOOD

Thé matcha au lait d'amande (pour 1 tasse)

Mettez 1 petite c. à c. de thé matcha dans une tasse, ajoutez 2 c. à s. d'eau et mélangez bien. Faites chauffer 15 à 20 cl de lait d'amande sans sucre et versez-le progressivement en fouettant. Dégustez.

NOTES

-
-
-
-
-
-
-

MES TRACKERS

Coloriez votre niveau de statisfaction :

Zéro stress

Zéro envies de sucre

Zéro boisson sucrée

Training/séance feel good

Heure	Ce que j'ai mangé/bu (repas, collations, boissons en g)	Sucres ajoutés (en g)

En sucres

(COLORIEZ : = 5G)

TOTAL : ....

DIMANCHE

Petit déj'
Thé vert menthe
Pain de campagne
+ lamelles d'avocat
Fruit frais

Déjeuner
Salade de lentilles
+ vinaigrette
Cabillaud en papillote
Épinards sautés
+ parmesan
Kiwis

Dîner
Salade de riz, thon, œuf dur, tomate, cœurs de palmiers + vinaigrette
Fromage blanc
+ le moins possible de sucre

FOOD

Eau détox nectarine-cannelle

(pour 1,5 l)
Lavez 2 nectarines bio et coupez-les en morceaux. Mettez-les dans une carafe, ajoutez 2 bâtons de cannelle et 1,5 l d'eau de source. Entreposez au frais pendant 2 h et dégustez bien frais (vous pouvez ensuite récupérer les nectarines et les mixer en smoothie).

BIEN-ÊTRE

Repos !

L'organisme a besoin de jours off pour bien récupérer et pour permettre aux micro-lésions au niveau muscles (les fameuses courbatures) de se réparer. Profitez-en aujourd'hui pour vous détendre : faites une balade en pleine nature de 30 min minimum, par exemple.

MOTIVATION

Bravo, je m'habitue à boire moins sucré ! À la fin de la 1re semaine, les papilles gustatives s'adaptent à un goût sucré plus faible dans vos boissons : vous avez fait le plus dur ! Si vous avez encore du mal à boire vos boissons sans sucre, il vous faut juste plus de temps. Utilisez l'HE de géranium rosat, qui aide à maîtriser les envies de sucre (2 gouttes dans le creux des poignets et respirez).

♡ MES TRACKERS ♡

Coloriez votre niveau de statisfaction :

Zéro stress ☐☐☐☐☐☐☐☐ ☺
Zéro envies de sucre ☐☐☐☐☐☐☐☐ ☺
Zéro boisson sucrée ☐☐☐☐☐☐☐☐ ☺
Training/séance feel good ☐☐☐☐☐☐☐☐ ☺

NOTES

•
•
•
•
•
•

Heure	Ce que j'ai mangé/bu (repas, collations, boissons en g)	Sucres ajoutés (en g)

En sucres
(COLORIEZ : ▭ = 5

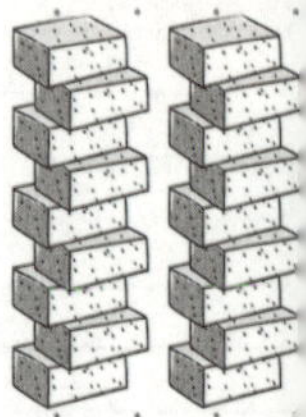

TOTAL : ....

Mon bilan semaine 1

Mes victoires

Mes petits échecs

Niveau bien-être, comment je me suis sentie ?

Sucres ajoutés consommés par jour (en moyenne) :

Comment j'ai réussi à réduire le sucre ajouté ? PEUT MIEUX FAIRE ! ☆ ☆ ☆ ☆ ☆ ☆ ☆ ☆ ☆ ☆ AU TOP !

Ce qui m'a aidée à mieux gérer

Ce qui a été compliqué

Ce que je peux faire la semaine prochaine pour progresser :

Réduire le sucre n'est pas facile au début ! Vous vous sentez déstabilisée (boire votre thé sans sucre est une nouveauté et cela ne plaît pas forcément à votre palais !), vous avez faim ou envie de sucre (parfois on n'arrive pas vraiment à faire la différence)… Rassurez-vous, la progressivité du programme (supprimer les boissons, puis les desserts, puis les snacks) rend le sevrage plus léger et réduit un peu les pulsions. Allez, vous pouvez vous passer de Coca, de jus de fruits et de sucre dans le café, c'est sûr ! Soyez positive, regardez votre tracker p. 46, je suis certaine que vous avez déjà atteint 1 ou 2 objectifs. C'est un bon début !

Semaine 2 : objectif zéro sucre ajouté dans les dessserts

Mon agenda

N'oubliez pas de noter tout ce qui vous aidera à mieux vous organiser cette semaine :
- les horaires pour faire vos courses
- les invitations
- les horaires de meal prep
- vos séances de yoga et de bien-être…
- vos rendez-vous

LUN	....	.....h.... : Séance bien-être	.....h.... : ....
		.....h.... :	.....h.... : ....
		.....h.... :	.....h.... : ....
MA	....	.....h.... : Yoga	.....h.... : ....
		.....h.... :	.....h.... : ....
		.....h.... :	.....h.... : ....
MER	....	.....h.... : Séance bien-être	.....h.... : ....
		.....h.... :	.....h.... : ....
		.....h.... :	.....h.... : ....
JEU	....	.....h.... : Yoga	.....h.... : ....
		.....h.... :	.....h.... : ....
		.....h.... :	.....h.... : ....
VEN	....	.....h.... : Séance bien-être	.....h.... : ....
		.....h.... :	.....h.... : ....
		.....h.... :	.....h.... : ....
SA	....	.....h.... : Yoga	.....h.... : ....
		.....h.... :	.....h.... : ....
		.....h.... :	.....h.... : ....
DIM	....	.....h.... : Séance bien-être	.....h.... : ....
		.....h.... :	.....h.... : ....
		.....h.... :	.....h.... : ....

Mon meal prep

Établissez-le à partir des menus proposés chaque jour et de votre agenda !

Quand préparer ?	Pour quel plat ?	Prévu quand ?	Les préparations (épluchage/découpe/cuisson) que je peux prévoir…

Ma liste de courses

À partir des menus proposés chaque jour, notez ce qu'il vous manque dans votre liste de courses (zéro yaourt ni dessert sucré, remember ?).

☐	☐	☐ ....
☐	☐	☐ ....
☐	☐	☐ ....
☐	☐	☐ ....
☐	☐	☐ ....
☐	☐	☐ ....
☐	☐	☐ ....
☐	☐	☐ ....
☐	☐	☐ ....
☐	☐	☐ ....
☐	☐	☐ ....

LUNDI

Petit déj'
Thé vert citron
Biscottes aux céréales + beurre
Yaourt au soja nature + fruits rouges

Déjeuner
Wok de brocolis, oignons et blé
Fromage blanc + coulis de mangue

Dîner
Jambon cru
Poêlée d'asperges et reste de blé du déjeuner
Ananas

BIEN-ÊTRE

Gratitude

Créer une page gratitude dans votre agenda : le must pour booster votre motivation avec une activité créative. L'idée ? Dessinez un soleil avec de grands rayons de différentes longueurs. Au centre, inscrivez : « Je suis une winneuse », et sur les rayons vos petites victoires contre le sucre (une couleur par victoire, pour obtenir un bel arc-en-ciel). Écrire ses fiertés a un effet positif prouvé sur le mental.

MOTIVATION

Je me remotive en fêtant mes victoires ! Refaites le plein de motivation en vous réjouissant à haute voix du cap difficile que vous venez de passer en buvant vos boissons sans sucre. Aujourd'hui (et à l'avenir), notez toutes vos petites victoires (manger votre yaourt nature, ne pas craquer…). Vous allez être tellement fière que vous n'oserez pas céder à la tentation. Warrior !

FOOD

Coulis de mangue (pour 4 portions)

Mixez 1 mangue bien mûre (ou 200 g de mangue décongelée), avec 1 c. à c. de jus de citron. Conservez ce coulis au frais et mettez-en dans vos laitages pour le petit goût fruité.

MES TRACKERS

Coloriez votre niveau de statisfaction :

Zéro stress ☐☐☐☐☐☐☐☐ ☺
Zéro envies de sucre ☐☐☐☐☐☐☐☐ ☺
Zéro dessert sucré ☐☐☐☐☐☐☐☐ ☺
Training/séance feel good ☐☐☐☐☐☐☐☐ ☺

NOTES

•
•
•
•
•
•
•

Heure	Ce que j'ai mangé/bu (repas, collations, boissons en g)	Sucres ajoutés (en g)

En sucres
(COLORIEZ : [sucre] = 5

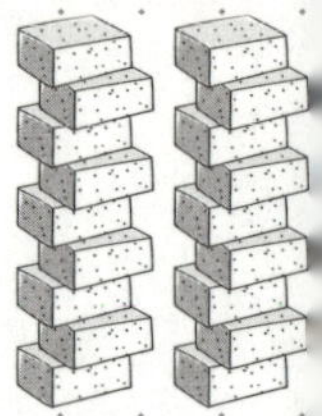

TOTAL : ....

MARDI

MOTIVATION

Ça y est, mon dessert commence à me manquer… En supprimant les desserts sucrés cette semaine, les tentations sont plus fortes. À la cantine, aujourd'hui, dur de résister en voyant la tarte aux pommes dans l'assiette de vos collègues ! Pour éviter ce genre de situations frustrantes, essayez de ne pas manger en face des gourmands et emportez un carré de chocolat noir à 70 ou 80 % de cacao pour finir votre repas !

Petit déj'
Thé à la bergamote
Pain de campagne
+ fromage à tartiner
Fruit frais

Déjeuner
Steak de soja
Haricots verts sautés à l'ail et spaghettis à l'huile d'olive
Compote pomme-ananas

Dîner
Œuf mollet
Pommes de terre vapeur et tomates provençales
Petits-suisses nature
+ fraises

FOOD

Compote pomme-ananas sans sucre
(pour 4 à 5 personnes)
Pelez, épépinez et coupez en morceaux 3 pommes golden. Mettez-les dans une casserole avec 2 c. à s. d'eau et 1 c. à s. de jus de citron et laissez cuire à feu doux pendant 20 min en mélangeant régulièrement (les pommes vont fondre en compote). Mixez ¼ d'ananas coupé en morceaux, ajoutez-le aux pommes et mélangez. Servez tiède ou froid.

SPORT

Yoga du matin
- Le chat dos plat/dos rond
- Le chien tête en bas
- Le guerrier I
- La cigogne
- La montagne

1 à 2 min par posture + 1 min de récup'
Reproduisez le circuit du côté gauche.

NOTES

-
-
-
-
-
-
-

MES TRACKERS

Coloriez votre niveau de statisfaction :

Zéro stress									☺
Zéro envies de sucre									☺
Zéro dessert sucré									☺
Training/séance feel good									☺

Heure	Ce que j'ai mangé/bu (repas, collations, boissons en g)	Sucres ajoutés (en g)

TOTAL : …………

En sucres
(COLORIEZ : ▭ = 5G)

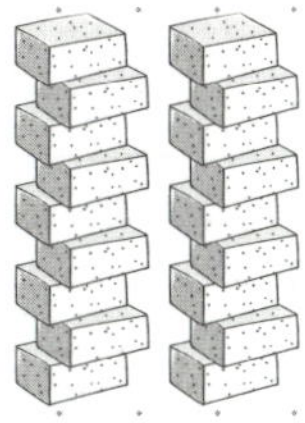

MERCREDI

Petit déj'
Café noir
Yaourt brassé nature
+ müesli sans sucre ajouté et fraises coupées

Déjeuner
Jambon de volaille
Salade grecque (tomate, concombre, feta, olives, menthe) + vinaigrette
Brochette de fruits frais
Pain de campagne

Dîner
Houmous + bâtonnets de carotte
Steak haché 5% au gril
Aubergines vapeur
+ sauce tomate
Faisselle nature
+ compote sans sucre

BIEN-ÊTRE

Méditation

En fin de journée, isolez-vous dans une pièce, lumière tamisée. Programmez une musique de méditation d'environ 15 min. Asseyez-vous confortablement, fermez les yeux et concentrez-vous uniquement sur votre respiration (inspirez et expirez longuement). Si vous sentez que vos pensées vous envahissent, revenez à votre respiration. Inspirez et expirez. Relax !

MOTIVATION

Je suis tentée de mettre du sucre dans mon dessert... 3e jour sans dessert sucré, ça commence à être dur... Des fruits ou une faisselle avec des fruits ne comblent pas votre envie de sucré ? Pour faire passer *illico* la tentation, brossez-vous les dents, c'est radical ! Le petit plus : utilisez un dentifrice au menthol, ça coupe l'envie de manger et de boire.

FOOD

Brochette gourmande de fruits frais

(pour 2 personnes)
Pelez et coupez 1 pêche, ½ pomme et ½ banane en morceaux. Lavez 4 fraises et 4 framboises. Enfilez les fruits sur des piques en bois. Faites fondre 25 g de chocolat noir, mélangez bien et servez la sauce chocolat avec les brochettes.

MES TRACKERS

Coloriez votre niveau de satisfaction :

Zéro stress ☐☐☐☐☐☐☐☐ ☺
Zéro envies de sucre ☐☐☐☐☐☐☐☐ ☺
Zéro dessert sucré ☐☐☐☐☐☐☐☐ ☺
Training/séance feel good ☐☐☐☐☐☐☐☐ ☺

NOTES

- ....
- ....
- ....
- ....
- ....
- ....
- ....

Heure	Ce que j'ai mangé/bu (repas, collations, boissons en g)	Sucres ajoutés (en g)

En sucres
(COLORIEZ : = 5

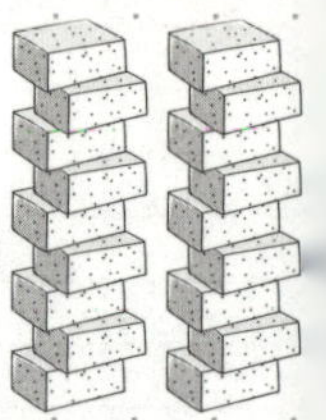

TOTAL : ....

JEUDI

SPORT

Yoga du soir

Le soir, le corps est bien échauffé. Profitez-en pour réaliser un enchaînement qui demande un peu plus de souplesse :

- L'enfant
- Le chien tête en bas
- Le chien à 3 pattes
- Le triangle à droite puis à gauche
- La cigogne
- Le papillon
- La pince
- La chandelle contre le mur

1 à 2 min par posture + 1 min de récup'

MOTIVATION

SOS, les desserts sucrés me narguent.

Les tentations sont partout, y compris à la maison ! Si votre chéri n'a pas décidé de vous épauler en arrêtant lui aussi le sucre, demandez-lui de ne pas vous narguer avec ses desserts ! Rangez-les au fond du réfrigérateur, derrière les yaourts nature et les compotes sans sucre.

FOOD

Salade de fruits aux abricots secs

(pour 4 personnes)

Coupez 4 abricots secs en morceaux. Pelez et coupez en dés 1 pomme. Lavez et coupez en morceaux 1 poignée de fraises, 1 banane et 1 poire. Mélangez les fruits et ajoutez 1 petit verre de jus d'orange sans sucre ajouté. Mettez au frais 1 h.

Petit déj'

Thé vert
Pain de seigle + fromage frais à tartiner
Fruit frais

Déjeuner

Escalope de veau grillé
Ratatouille + semoule de couscous
Salade de fruits aux abricots secs

Dîner

Salade de pois chiches, sardines, tomate, mâche, concombre + vinaigrette
Yaourt nature + cannelle en poudre

NOTES

- ______
- ______
- ______
- ______
- ______
- ______
- ______

MES TRACKERS

Coloriez votre niveau de satisfaction :

Zéro stress	☐☐☐☐☐☐☐☐ ☺
Zéro envies de sucre	☐☐☐☐☐☐☐☐ ☺
Zéro dessert sucré	☐☐☐☐☐☐☐☐ ☺
Training/séance feel good	☐☐☐☐☐☐☐☐ ☺

Heure	Ce que j'ai mangé/bu (repas, collations, boissons en g)	Sucres ajoutés (en g)

En sucres

(COLORIEZ : ▬ = 5G)

TOTAL : ....

VENDREDI

Petit déj'
Thé earl grey
Biscottes + beurre
Yaourt nature + fruits rouges

Déjeuner
Gaspacho de concombre à la menthe (¼ de concombre, 1 rondelle d'oignon blanc, menthe fraîche, huile d'olive, glaçons)
Cuisse de poulet rôti
Courgettes grillées + spaghettis
Carrés fruités à la mangue

Dîner
Salade de pommes de terre, œuf dur, tomate, comté, mesclun + vinaigrette
Faisselle nature + fraises en morceaux

FOOD

Carrés fruités à la mangue
(pour 16 à 20 carrés)
Pelez et coupez en morceaux 1 mangue bien mûre. Mixez-la avec 1 c. à s. de jus de citron, 2 g d'agar-agar et 5 cl de lait de vache ou végétal. Faites bouillir 1 min, puis versez dans un moule carré antiadhésif d'environ 15 cm de côté. Réfrigérez 3 h, puis démoulez et découpez en carrés.

BIEN-ÊTRE

Sophro anti-envies de sucre
Isolez-vous 5 min et respirez calmement et profondément : posez une main sur votre ventre, inspirez par le nez et sentez votre ventre se gonfler. Retenez votre respiration pendant 3 à 5 s, puis expirez lentement par la bouche en rentrant le ventre. Au bout de 5 min, vous êtes relax et maîtrisez mieux vos pulsions pour le sucre !

MOTIVATION

J'ai tellement envie de sucre… Vous avez déjà bien réduit le sucre, mais la dépendance psychique est encore là (le cerveau a besoin de ses doses de sérotonine, surtout si vous êtes un peu déprimée). Compensez chaque jour avec des activités qui permettent aussi de sécréter de la sérotonine (câlins avec vos proches, respiration abdominale, positive attitude…).

MES TRACKERS

Coloriez votre niveau de satisfaction :

Zéro stress ☐☐☐☐☐☐☐☐ ☺
Zéro envies de sucre ☐☐☐☐☐☐☐☐ ☺
Zéro dessert sucré ☐☐☐☐☐☐☐☐ ☺
Training/séance feel good ☐☐☐☐☐☐☐☐ ☺

NOTES

-
-
-
-
-
-

Heure	Ce que j'ai mangé/bu (repas, collations, boissons en g)	Sucres ajoutés (en g)

En sucres
(COLORIEZ : ▬ = 5(

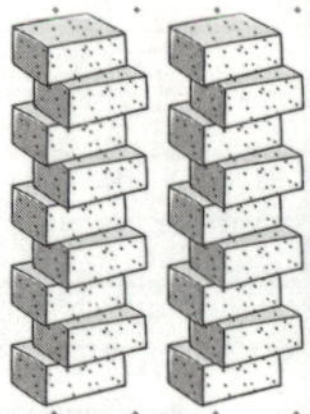

TOTAL : …………

SAMEDI

SPORT

Yoga en forêt

En fin de semaine, programmez des activités outdoor pour vous rebooster. Le soleil permet à l'organisme de produire de la vitamine D qui active la sécrétion de sérotonine. Mieux : les arbres dégagent des molécules (les phytoncides), sortes d'huiles essentielles, qui réduisent le stress et la pression artérielle, boostent l'immunité et le niveau d'énergie. Aujourd'hui, faites votre séance de yoga en forêt !

Petit déj'

Café noir
Pain de campagne
+ fromage à tartiner
Fruit frais

Déjeuner

Tomate + mozzarella
+ basilic
Brochette de porc aux pruneaux
Penne et salade verte
+ vinaigrette
Verrine aux fruits frais et secs

Dîner

Taboulé
Carpaccio de bœuf
Salade de roquette au parmesan + vinaigrette
Compote sans sucre ajouté

MOTIVATION

Comment je gère le dessert au resto ?

Un resto entre copines et les tentations de dessert sont fortes ? Pour mieux résister, faites-vous plaisir avec votre plat préféré (+ 1 entrée si besoin) : vous serez ainsi parfaitement rassasiée et comblée. Plus envie de dessert en fin de repas !

FOOD

Verrine aux fruits frais et secs

(pour 1 personne)

Lavez et coupez en petits morceaux 100 g de fraises. Ajoutez quelques myrtilles ou autres fruits rouges et mettez la moitié des fruits dans un verre. Ajoutez 3 c. à s. de fromage blanc, puis le reste des fruits. Parsemez de noisettes concassées.

NOTES

-
-
-
-
-
-
-

MES TRACKERS

Coloriez votre niveau de statisfaction :

Zéro stress ☐☐☐☐☐☐☐☐ ☺
Zéro envies de sucre ☐☐☐☐☐☐☐☐ ☺
Zéro dessert sucré ☐☐☐☐☐☐☐☐ ☺
Training/séance feel good ☐☐☐☐☐☐☐☐ ☺

Heure	Ce que j'ai mangé/bu (repas, collations, boissons en g)	Sucres ajoutés (en g)

En sucres

(COLORIEZ : ▭ = 5G)

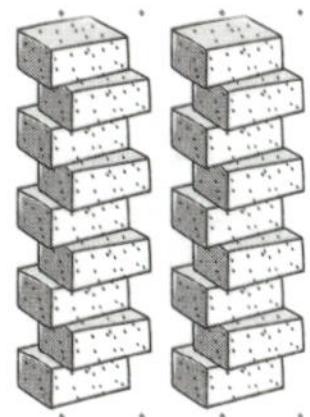

TOTAL : ....

DIMANCHE

Petit déj'
Thé citron
Müesli sans sucre
+ fromage blanc
+ morceaux de pomme

Déjeuner
Radis à la croque
Filet de colin en papillote sur lit d'oignons et de tomates
Quinoa
Compotée de pomme et vanille sans sucre

Dîner
Salade de quinoa, tofu aux herbes, tomates cerise, poivron, feta + vinaigrette
Pomme cuite au four à la cannelle

MOTIVATION

Le dimanche, c'est plus dur de résister !
Eh oui, car on traîne à la maison ! Si vous craquez, soyez bienveillante envers vous-même et regardez vers l'avant : vous avez fait un écart et c'est humain ! La semaine prochaine, essayez plutôt de prévoir (déterminez le jour et la nature de l'écart) : un écart anticipé est mieux vécu et maîtrisé. C'est même une récompense qui permet de se motiver !

FOOD

Compotée de pomme et vanille sans sucre
(pour 4 personnes)
Pelez, épépinez et coupez en morceaux 3 pommes golden. Mettez-les dans une casserole avec 1 gousse de vanille fendue et 2 c. à s. d'eau. Laissez cuire à feu doux 20 min environ en mélangeant. Servez tiède ou froid.

BIEN-ÊTRE

Repos !
Aujourd'hui, et le week-end en général, prévoyez un moment feel good en famille, entre amis pour faire le plein d'hormones du bien-être. Vous pouvez aussi opter pour un moment de silence avec vous-même : cela apaise et permet de prendre de la distance avec vos actes (concentrez-vous sur les aspects positifs : vos réussites et vos progrès).

MES TRACKERS

Coloriez votre niveau de satisfaction :

Zéro stress ☐☐☐☐☐☐☐☐ ☺
Zéro envies de sucre ☐☐☐☐☐☐☐☐ ☺
Zéro dessert sucré ☐☐☐☐☐☐☐☐ ☺
Training/séance feel good ☐☐☐☐☐☐☐☐ ☺

NOTES

•
•
•
•
•
•
•

Heure	Ce que j'ai mangé/bu (repas, collations, boissons en g)	Sucres ajoutés (en g)

En sucres
(COLORIEZ : ▬ = 5

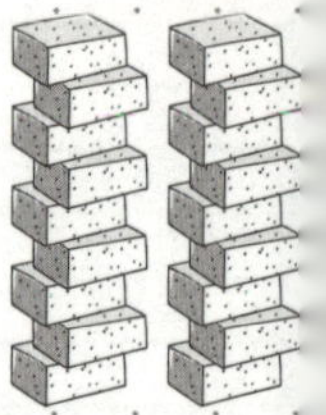

TOTAL : ....

Mon bilan semaine 2

Mes victoires

Mes petits échecs

Niveau bien-être, comment je me suis sentie ?

Sucres ajoutés consommés par jour (en moyenne) :

Comment j'ai réussi à réduire le sucre ajouté ? PEUT MIEUX FAIRE ! ☆ ☆ ☆ ☆ ☆ ☆ ☆ ☆ ☆ ☆ AU TOP !

Ce qui m'a aidée à mieux gérer

Ce qui a été compliqué

Ce que je peux faire la semaine prochaine pour progresser :

Cette semaine, les tentations de manger sucré étaient plus fortes car vous avez tiré un trait sur les boissons sucrées ET sur les desserts sucrés. Vous avez résisté ? Bravo ! Si vous avez rencontré des difficultés, relativisez : vous avez fait de votre mieux mais les mauvaises habitudes sont tenaces : c'est dur de finir son repas sans une note sucrée ! Pour bien résister la semaine prochaine, pensez à structurer vos repas : rassasiée, on a moins envie de manger un dessert.

Semaine 3 : objectif zéro snack sucré

Mon agenda

N'oubliez pas de noter tout ce qui vous aidera à mieux vous organiser cette semaine :
– les horaires pour faire vos courses
– les invitations
– les horaires de meal prep
– vos séances de yoga et de bien-être…
– vos rendez-vous

LUN	....	.....h.... : Yoga	.....h.... : ....
		.....h.... :	.....h.... : ....
		.....h.... :	.....h.... : ....
MA	....	.....h.... : Séance bien-être	.....h.... : ....
		.....h.... :	.....h.... : ....
		.....h.... :	.....h.... : ....
MER	....	.....h.... : Séance bien-être	.....h.... : ....
		.....h.... :	.....h.... : ....
		.....h.... :	.....h.... : ....
JEU	....	.....h.... : Yoga	.....h.... : ....
		.....h.... :	.....h.... : ....
		.....h.... :	.....h.... : ....
VEN	....	.....h.... : Séance bien-être	.....h.... : ....
		.....h.... :	.....h.... : ....
		.....h.... :	.....h.... : ....
SA	....	.....h.... : Yoga	.....h.... : ....
		.....h.... :	.....h.... : ....
		.....h.... :	.....h.... : ....
DIM	....	.....h.... : Séance bien-être	.....h.... : ....
		.....h.... :	.....h.... : ....
		.....h.... :	.....h.... : ....

MON MEAL PREP

Établissez-le à partir des menus proposés chaque jour et de votre agenda !

Quand préparer ?	Pour quel plat ?	Prévu quand ?	Les préparations (épluchage/découpe/cuisson) que je peux prévoir…

Cette semaine, concentrez-vous sur vos snacks et évitez ceux qui contiennent des sucres ajoutés (biscuits en tout genre, barres, snacks, granola du commerce…).

MA LISTE DE COURSES

À partir des menus proposés chaque jour, notez ce qu'il vous manque dans votre liste de courses (zéro snack, biscuit, barre, confiserie !).

☐	☐	☐ ....
☐	☐	☐ ....
☐	☐	☐ ....
☐	☐	☐ ....
☐	☐	☐ ....
☐	☐	☐ ....
☐	☐	☐ ....
☐	☐	☐ ....
☐	☐	☐ ....
☐	☐	☐ ....
☐	☐	☐ ....

LUNDI

Petit déj'
Thé vert
Pain de seigle + fromage frais à tartiner
Fruit frais

Déjeuner
Asperges + vinaigrette
Rosbif + moutarde
Haricots verts et boulgour
Nice cream fraises

Dîner
Jambon cru dégraissé
Poêlée de légumes + riz
Yaourt nature + compote sans sucre

MOTIVATION

C'est lundi : je refais le plein de motivation ! La moitié du 1er mois est déjà passée et les premiers effets positifs doivent se faire sentir (vous vous sentez plus légère, vous avez moins envie de manger sucré, vous commencez à retrouver de l'énergie…). Répertoriez-les par écrit pour renforcer votre motivation (vous en aurez besoin cette semaine pour la suppression des snacks sucrés !).

SPORT

Yoga goodnight

- Respiration thoracique en cadavre
- Le chat dos plat/dos rond
- Le chien tête en bas
- L'enfant
- L'équilibre respiratoire
- La torsion couchée à droite puis à gauche
- La chandelle contre le mur

2 à 3 min par posture.

FOOD

Nice cream fraises
(pour 4 personnes)
La veille, congelez 300 g de fraises bien parfumées, lavées et coupées en morceaux + 2 bananes coupées en rondelles. Le jour même, mixez les fruits avec 2 c. à s. de lait végétal jusqu'à la consistance d'une purée. Dégustez aussitôt ou entreposez au réfrigérateur 2 h pour obtenir une glace plus ferme.

MES TRACKERS

Coloriez votre niveau de statisfaction :

Zéro stress
Zéro envies de sucre
Zéro snack sucré
Training/séance feel good

NOTES

Heure	Ce que j'ai mangé/bu (repas, collations, boissons en g)	Sucres ajoutés (en g)

En sucres
(COLORIEZ : = 5

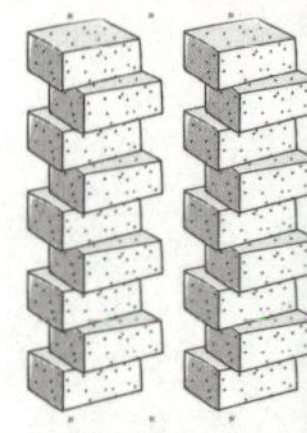

TOTAL : ....

MARDI

MOTIVATION

Mon dessert me manque trop !

Vous êtes en manque de dessert, même si ça fait déjà 1 semaine que vous avez arrêté les desserts sucrés ? C'est une habitude très ancrée dont il est difficile de se priver ! Si vous structurez correctement votre repas et que vous mangez en quantités suffisantes, votre besoin de dessert sucré s'amenuisera.

BIEN-ÊTRE

Massage bien-être du ventre

Pour soulager les tensions, apaiser les émotions et faciliter la digestion, effectuez un massage du ventre : asseyez-vous confortablement et massez en réalisant des cercles dans le sens des aiguilles d'une montre. Alternez les mouvements avec de petits cercles et des cercles plus larges. Réalisez ce massage pendant 10 min.

Petit déj'
Café noir
Biscottes aux céréales + fromage frais à tartiner
Fruit frais

Déjeuner
Wok de courgettes, oignons et tofu au curry
Quinoa
Pastèque

Dîner
Gaspacho de tomates
Avocado toast et salade de mesclun + vinaigrette
Petits-suisses nature + myrtilles

-OOD

Avocado toast (pour 2 personnes)

aites griller 4 tranches de pain de campagne. Pelez 1 avocat, ôtez e noyau et émincez la chair en lamelles très fines. Répartissez les amelles d'avocat sur les tranches de pain grillé et parsemez de raines de sésame grillées.

NOTES

MES TRACKERS

Coloriez votre niveau de statisfaction :

Zéro stress

Zéro envies de sucre

Zéro snack sucré

Training/séance feel good

Heure	Ce que j'ai mangé/bu (repas, collations, boissons en g)	Sucres ajoutés (en g)

En sucres

(COLORIEZ : 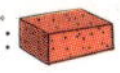 = 5G)

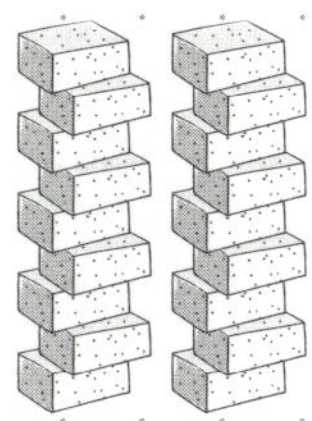

TOTAL : ....

MERCREDI

Petit déj'
Rooibos
Pain aux céréales
+ beurre
Yaourt nature
+ compote sans sucre

Déjeuner
Brochette de poulet
mariné au paprika
Poêlée de poivrons
+ semoule de couscous
Melon

Dîner
Quiche au jambon
Salade verte aux tomates
cerise + vinaigrette
Compote sans sucre

BIEN-ÊTRE

Respiration antistress

Respirez calmement en gonflant bien le ventre (respiration abdominale) jusqu'à vous sentir très calme. Pour accentuer la détente, diffusez 10 gouttes d'HE de petit grain bigarade (rééquilibrant nerveux) et 10 gouttes d'HE de lavande vraie (apaisante).

FOOD

Energy balls sans sucre ajouté

(pour 5 balls)

Mixez 80 g d'abricots secs moelleux avec 50 g de purée d'amandes sans sucre (magasin bio) et 50 g de flocons d'avoine. Laissez ce mélange au frais 1 h, puis formez 5 boules avec les mains. Roulez les boules dans 20 g d'amandes concassées.

MOTIVATION

Les premières tentations arrivent... Les vraies tentations pointent leur nez quand vous avez supprimé les boissons sucrées, les desserts et maintenant les snacks ! Surtout, vous risquez d'avoir faim dans la matinée et l'après-midi. Tenez le coup, et préparez une boîte de snack healthy de secours si besoin pour calmer votre faim (tomates cerise, quelques amandes...).

MES TRACKERS

Coloriez votre niveau de statisfaction :

Zéro stress

Zéro envies de sucre

Zéro snack sucré

Training/séance feel good

NOTES

•

•

•

•

•

•

Heure	Ce que j'ai mangé/bu (repas, collations, boissons en g)	Sucres ajoutés (en g)

En sucres

(COLORIEZ : =

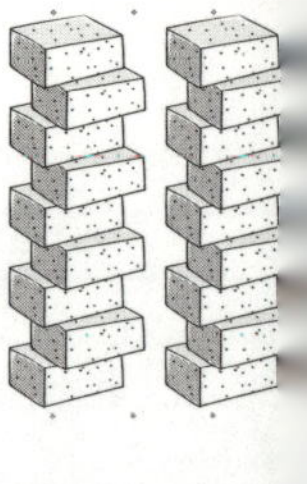

TOTAL : ....

JEUDI

MOTIVATION

J'ai des coups de barre (et ça me donne envie d'un snack !) Si vous ressentez un manque d'énergie en début d'après-midi (à cause de la digestion mais aussi de l'arrêt du sucre), résistez à l'envie prendre un snack ! Prenez un café (sans sucre !) : la caféine consommée à ce moment-là permet de booster l'organisme, contrairement au café du matin qui a plutôt tendance à exciter.

FOOD

Tartine de houmous

(pour 4 à 5 personnes)

Mixez finement 1 boîte de pois chiches égouttés avec 1 gousse d'ail hachée, 3 c. à s. de jus de citron, 5 c. à s. d'huile de sésame, 4 c. à s. d'eau, 1 c. à c. de cumin en poudre et ½ c. à c. de paprika. Salez et mixez à nouveau. Servez sur des tartines de pain de campagne grillé.

SPORT

Yoga

- Le cobra
- Le chat dos plat/dos rond
- La chaise
- Le guerrier I
- Le triangle
- L'arbre
- L'enfant

1 à 2 min par posture
+ 1 min de récup'
Reproduisez le circuit du côté gauche.

Petit déj'
Thé vert
Pain de seigle + lamelles d'avocat
Fruit frais

Déjeuner
Steak de seitan
Patate douce au four et salade de mesclun + vinaigrette
Nectarine

Dîner
Tartine de houmous
Aubergines, sauce tomate et parmesan
Yaourt brassé + morceaux de pomme cuite

NOTES

•

•

•

•

•

•

•

MES TRACKERS

Coloriez votre niveau de satisfaction :

Zéro stress ☐☐☐☐☐☐☐☐ ☺
Zéro envies de sucre ☐☐☐☐☐☐☐☐ ☺
Zéro snack sucré ☐☐☐☐☐☐☐☐ ☺
Training/séance feel good ☐☐☐☐☐☐☐☐ ☺

Heure	Ce que j'ai mangé/bu (repas, collations, boissons en g)	Sucres ajoutés (en g)

En sucres
(COLORIEZ : ▬ = 5G)

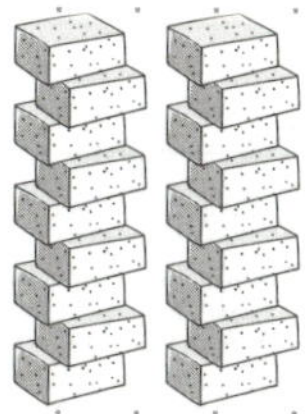

TOTAL : ....

VENDREDI

Petit déj'
Café noir
Pain de campagne
+ beurre
Compote sans sucre

Déjeuner
Artichaut + vinaigrette
Escalope de dinde aux champignons + crème légère
Spaghettis
Smoothie cerises

Dîner
Chili con carne
Salade verte
+ vinaigrette
Fromage blanc + fruits rouges

FOOD

Smoothie cerises

(pour 1 verre)
Lavez et dénoyautez 130 g de cerises, puis mettez-les dans un mixeur avec 8 cl de lait de vache ou végétal sans sucre ajouté (amandes, coco, avoine…) et 2 ou 3 glaçons. Dégustez immédiatement avec une paille.

BIEN-ÊTRE

Sophro anti-ennui

Installez-vous confortablement. Fermez les yeux et, en respirant naturellement, avec fluidité, prononcez mentalement : «J'inspire : 10», «J'expire : 10», «J'inspire : 9», «J'expire : 9», «J'inspire : 8», «J'expire : 8»… et continuez ainsi jusqu'à 0. Si vous vous perdez dans le décompte, recommencez à 10 !

MOTIVATION

Help, j'ai un coup de blues ! L'arrêt des snacks sucrés augmente le risque de stress et de coup de blues à cause de la baisse de sérotonine. Pour avoir un meilleur moral, un sommeil harmonieux, un appétit mieux régulé et réduire le stress, pensez à la griffonia (en gélules), une plante qui favorise la sécrétion l'hormone du bien-être dans l'organisme (attention : déconseillé si vous êtes sous antidépresseurs).

MES TRACKERS

Coloriez votre niveau de statisfaction :

Zéro stress										☺
Zéro envies de sucre										☺
Zéro snack sucré										☺
Training/séance feel good										☺

NOTES

•
•
•
•
•
•
•

Heure	Ce que j'ai mangé/bu (repas, collations, boissons en g)	Sucres ajoutés (en g)

En sucres
(COLORIEZ : =

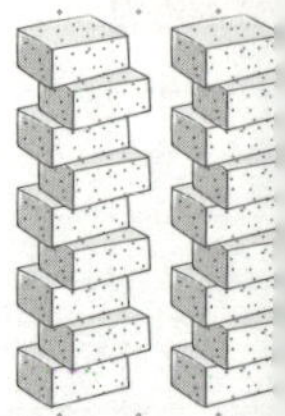

TOTAL : …………

SAMEDI

SPORT

Yoga brûle-graisse

- Le lapin
- Le cobra
- Le chameau
- L'aigle
- Le demi-pont
- L'enfant
- La chandelle contre le mur

1 à 2 min par posture + 1 min de récup'

Reproduisez le circuit du côté gauche.

FOOD

Pancakes (pour 12 à 14 pancakes)

Mélangez 125 g de farine complète avec 25 g de poudre d'amandes. Ajoutez 2 œufs, 250 g de yaourt de vache, de brebis ou végétal, 1 pincée de sel et ½ c. à c. de bicarbonate de sodium. Mélangez bien et réfrigérez 1 h. Faites cuire les pancakes dans une poêle antiadhésive légèrement graissée. Consommez-les avec de la compote sans sucre.

MOTIVATION

Envie de craquer !

À la fin de cette semaine sans snack sucré, vous avez envie de quelque chose de sucré, normal, c'est le week-end !… Craquer raisonnablement peut être salutaire : trop se restreindre entraîne des frustrations avec des risques de craquages importants. Vous êtes au début de votre programme sans sucre, vous pouvez encore en consommer un peu (dans un laitage nature ou un snack…), pour mieux vivre le programme et mieux gérer vos envies.

Petit déj'

Thé vert
4 pancakes + compote de pommes sans sucre

Déjeuner

Côte de porc première grillée + moutarde
Petits pois + patate douce au four
Pêche

Dîner

Salade de riz, thon, maïs, tomate, cœurs de palmiers, gouda + vinaigrette
Poire

NOTES

-
-
-
-
-
-
-

MES TRACKERS

Coloriez votre niveau de satisfaction :

Zéro stress
Zéro envies de sucre
Zéro snack sucré
Training/séance feel good

Heure	Ce que j'ai mangé/bu (repas, collations, boissons en g)	Sucres ajoutés (en g)

TOTAL : ....

En sucres

(COLORIEZ : ▬ = 5G)

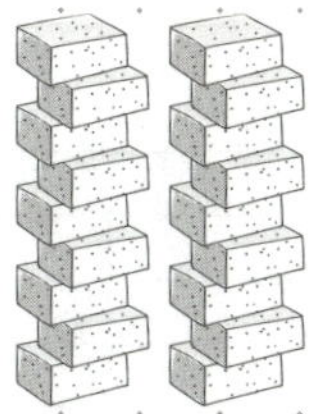

DIMANCHE

Petit déj'
Müesli aux fruits secs
+ yaourt nature

Déjeuner
Pavé de saumon grillé
Tomates à la provençale
et quinoa
Pastèque

Dîner
Courgettes à
la bolognaise
+ reste de quinoa
Abricots

BIEN-ÊTRE

Respiration en forêt

Promenez-vous en forêt ce week-end : l'air y est plus riche en oxygène. Les arbres le rejettent tout en captant le dioxyde de carbone. Respirez en inspirant par le nez pendant 5 s, puis expirez sur 5 s. Cela oxygène votre organisme, booste votre niveau d'énergie et améliore le sommeil.

MOTIVATION

C'est dimanche, je m'organise !

Le dimanche, vous avez davantage de temps pour mieux vous organiser. Profitez-en pour faire vos courses et prévoir vos snacks sans sucre à IG bas, en cas de petit creux dans la semaine (prévoyez des fruits secs, préparez des energy balls sans sucre ajouté…).

FOOD

Müesli aux fruits secs

(pour 2 personnes)
Mélangez 40 g de flocons d'avoine avec 40 g de flocons d'épeautre ou de quinoa. Ajoutez 1 c. à s. de baies de goji, 4 abricots secs coupés en petits morceaux, 10 noisettes et 10 amandes grossièrement concassées. Consommez ce müesli avec du yaourt ou du fromage blanc.

MES TRACKERS

Coloriez votre niveau de satisfaction :

Zéro stress									☺
Zéro envies de sucre									☺
Zéro snack sucré									☺
Training/séance feel good									☺

NOTES

•
•
•
•
•
•
•

Heure	Ce que j'ai mangé/bu (repas, collations, boissons en g)	Sucres ajoutés (en g)

En sucres
(COLORIEZ : =

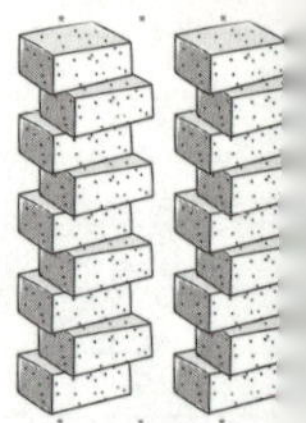

TOTAL : …………

Mon bilan semaine 3

Mes victoires

Mes petits échecs

Niveau bien-être, comment je me suis sentie ?

Sucres ajoutés consommés par jour (en moyenne) :

Comment j'ai réussi à réduire le sucre ajouté ? PEUT MIEUX FAIRE ! ☆ ☆ ☆ ☆ ☆ ☆ ☆ ☆ ☆ ☆ AU TOP !

Ce qui m'a aidée à mieux gérer

Ce qui a été compliqué

Ce que je peux faire la semaine prochaine pour progresser :

Cette semaine, vous avez relevé un défi supplémentaire : prendre des collations et snacks sans sucre. Ça y est, cette fois vous consommez vraiment zéro sucre ajouté ! Vous avez remporté ce challenge ? Soyez fière de vous. Si ça reste difficile, analysez ce qui vous a mise en échec : le stress ? L'ennui (qui crée des envies) ? Trop de tentations ? Des repas mal structurés (qui entraînent la faim) ? Essayez de trouver une parade pour chaque situation : mieux gérer votre stress, mieux structurer les repas, prendre des collations healthy (voir p. 40).

Semaine 4 : objectif zéro sucre ajouté

Mon agenda

N'oubliez pas de noter tout ce qui vous aidera à mieux vous organiser cette semaine :
- les horaires pour faire vos courses
- les invitations
- les horaires de meal prep
- vos séances de yoga et de bien-être…
- vos rendez-vous

LUN	....	.....h.... : Yoga	.....h.... : ....
		.....h.... :	.....h.... : ....
		.....h.... :	.....h.... : ....
MA	....	.....h.... : Séance bien-être	.....h.... : ....
		.....h.... :	.....h.... : ....
		.....h.... :	.....h.... : ....
MER	....	.....h.... : Yoga	.....h.... : ....
		.....h.... :	.....h.... : ....
		.....h.... :	.....h.... : ....
JEU	....	.....h.... : Séance bien-être	.....h.... : ....
		.....h.... :	.....h.... : ....
		.....h.... :	.....h.... : ....
VEN	....	.....h.... : Yoga	.....h.... : ....
		.....h.... :	.....h.... : ....
		.....h.... :	.....h.... : ....
SA	....	.....h.... : Yoga	.....h.... : ....
		.....h.... :	.....h.... : ....
		.....h.... :	.....h.... : ....
DIM	....	.....h.... : Séance bien-être	.....h.... : ....
		.....h.... :	.....h.... : ....
		.....h.... :	.....h.... : ....

Mon meal prep

Établissez-le à partir des menus proposés chaque jour et de votre agenda !

Quand préparer ?	Pour quel plat ?	Prévu quand ?	Les préparations (épluchage/découpe/cuisson) que je peux prévoir…

Ma liste de courses

À partir des menus proposés chaque jour, notez ce qu'il vous manque dans votre liste de courses (zéro sucre ajouté, que ce soit dans les boissons, les desserts ou les snacks !).

☐	☐	☐ ....
☐	☐	☐ ....
☐	☐	☐ ....
☐	☐	☐ ....
☐	☐	☐ ....
☐	☐	☐ ....
☐	☐	☐ ....
☐	☐	☐ ....
☐	☐	☐ ....
☐	☐	☐ ....
☐	☐	☐ ....

LUNDI

Petit déj'
Thé vert menthe
Müesli smoothie

Déjeuner
Quinoa aux légumes grillés et noisettes concassées
Faisselle de chèvre + fraises

Dîner
Omelette aux courgettes
Fromage frais de chèvre
Melon
Pain de campagne

MOTIVATION

J'ai l'impression de stagner…

Le coup de mou est fréquent la 4e semaine, d'autant que l'on cherche à consolider ses acquis : la motivation baisse, vous avez l'impression parfois de stagner… Pour garder le cap, ayez sous les yeux un objet qui vous rappelle vos objectifs (une bouteille d'eau détox, par exemple).

SPORT

Yoga : la salutation à la lune

- La montagne
- La cigogne
- La fente haute
- La fente basse
- L'enfant
- Le cobra
- L'enfant
- La fente basse
- La fente haute
- La cigogne
- La montagne

Enchaînez 10 salutations à la lune d'affilée.

FOOD

Müesli smoothie (pour 1 verre)

Mixez grossièrement 25 g de flocons d'avoine. Ajoutez ½ banane, 50 g de fruits rouges frais ou décongelés et 5 cl de lait de vache ou végétal (amandes, coco…) sans sucre ajouté. Mixez à nouveau et entreposez au frais pendant 1 h minimum. Ajoutez un peu de lait si vous voulez obtenir un müesli plus liquide et dégustez.

MES TRACKERS

Coloriez votre niveau de statisfaction :

Zéro stress								
Zéro envies de sucre								
Zéro sucre ajouté								
Training/séance feel good								

NOTES

Heure	Ce que j'ai mangé/bu (repas, collations, boissons en g)	Sucres ajoutés (en g)

En sucres
(COLORIEZ : = 5

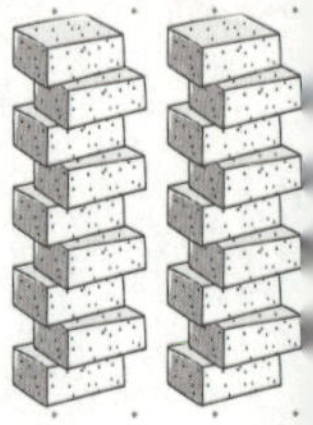

TOTAL : ....

MARDI

BIEN-ÊTRE

Hello morning !

Pour bien réveiller votre corps et commencer la journée avec le sourire, réalisez au lever la posture de la pierre qui roule ! Couchée sur le dos, enroulez la tête et ramenez les jambes pliées vers vous. Maintenez cette position fœtale, dos arrondi, et balancez-vous. Vous démarrez la journée au top, motivée !

Petit déj'

Café au lait
Müesli sans sucre
+ yaourt nature + fruits rouges

Déjeuner

Buddha bowl : pois chiches, avocat, riz, chou rouge, salade
+ vinaigrette
Fromage blanc
+ compote sans sucre

Dîner

Œuf mollet
Épinards à l'indienne et semoule de couscous
Pastèque

MOTIVATION

Je cherche quelqu'un pour me rebooster !

Quand la motivation est down, trouvez des alliés : challengez vos amis, réalisez des défis… Vous vous engagez alors vis-à-vis d'une personne extérieure (pas uniquement envers vous-même), ça rebooste !

FOOD

Épinards à l'indienne

(pour 4 personnes)

Pelez et hachez 2 échalotes. Faites-les revenir avec 1 c. à s. d'huile d'olive, puis ajoutez 1 kg d'épinards frais lavés et essorés. Laissez fondre 10 min à feu doux, puis ajoutez ½ c. à c. de cumin et ½ c. à c. de curcuma en poudre. Salez et versez 5 cl de lait de coco. Mélangez et poursuivez la cuisson 5 min. Décorez de graines de sésame et servez.

NOTES

-
-
-
-
-
-
-

MES TRACKERS

Coloriez votre niveau de statisfaction :

Zéro stress										☺
Zéro envies de sucre										☺
Zéro sucre ajouté										☺
Training/séance feel good										☺

Heure	Ce que j'ai mangé/bu (repas, collations, boissons en g)	Sucres ajoutés (en g)

En sucres

(COLORIEZ : ▬ = 5G)

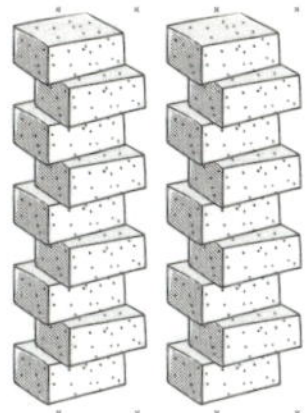

TOTAL : ....

MERCREDI

Petit déj'
Thé citron
Pain de campagne
+ comté
Fruit frais

Déjeuner
Asperges + mayonnaise ultra légère
Aiguillettes de poulet grillées
Purée de pommes de terre
Abricots

Dîner
Salade de lentilles, tomate et oignon rouge + vinaigrette
Jambon blanc
Yaourt nature + fraises

FOOD

Mayonnaise ultra légère
(pour 4 portions)
Mixez 150 g de tofu soyeux (en magasin bio) avec ½ c. à c. rase de curcuma en poudre, 2 ou 3 bonnes pincées de sel, 1 c. à c. de moutarde et 1 c. à s. d'huile de colza. Versez dans un bol et conservez au réfrigérateur.

SPORT

Yoga détox
- La respiration thoracique
- En lotus, grands cercles avec le buste
- La torsion assise
- La torsion allongée
- La salutation au soleil (voir p. 55)
- La chaise

1 à 2 min par posture
+ 1 min de récup'

MOTIVATION

Je suis fatiguée... Depuis la réduction du sucre, votre organisme est mis à rude épreuve et cela peut entraîner une fatigue passagère, surtout à la fin du 1er mois, et en milieu de semaine ! Si celle-ci persiste, faites une cure de gelée royale pendant 3 semaines : riche en vitamines, oligoéléments, elle réduit la fatigue et le stress. Un boosteur physique et mental naturel !

MES TRACKERS

Coloriez votre niveau de statisfaction :

Zéro stress										☺
Zéro envies de sucre										☺
Zéro sucre ajouté										☺
Training/séance feel good										☺

NOTES

-
-
-
-
-
-
-

Heure	Ce que j'ai mangé/bu (repas, collations, boissons en g)	Sucres ajoutés (en g)

TOTAL : ....

En sucres
(COLORIEZ : [cube] = 5

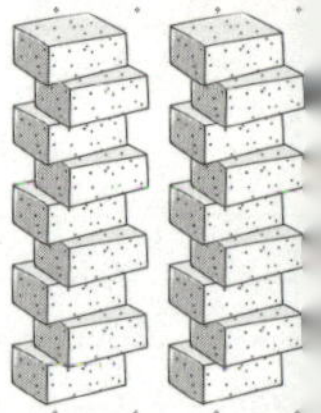

JEUDI

MOTIVATION

J'ai une fringale de chocolat! Quand la motivation baisse, les envies reviennent en force! Quand vous avez une envie de chocolat, prenez 10 à 15 g de chocolat noir à 70% de cacao, faites-le fondre (sans eau) au bain-marie ou au micro-ondes (mode décongélation), puis dégustez-le à la petite cuillère. Le chocolat noir est moins addictif que le chocolat au lait.

Petit déj'

Rooibos aux agrumes
Bowl cake pomme-cannelle

Déjeuner

Salade de fèves au parmesan
Steak haché à 5% de MG au gril
Haricots verts persillés et boulgour
Fromage blanc + cannelle en poudre

Dîner

Gaspacho de tomates
Blanc de dinde grillé
Purée de pois cassés
Pêche

BIEN-ÊTRE

Méditation express

Dans les transports ou lors d'une pause au bureau : mettez un casque avec une musique douce, fermez les yeux, respirez calmement et concentrez-vous sur vos sensations physiques : sentez l'air dans vos narines, vos poumons se gonfler, vos pieds sur le sol… Laissez passer vos pensées 5 à 10 min.

FOOD

Bowl cake pomme-cannelle

(pour 1 personne)

Battez 1 œuf dans un bol, ajoutez 40 g de flocons de céréales (avoine, épeautre, sarrasin…), 50 g de yaourt nature, 50 g de compote sans sucre, ½ c. à c. rase de levure chimique, 1 pincée de cannelle et 50 g de lamelles de pomme. Mélangez et faites cuire au micro-ondes 2 à 3 min à pleine puissance ou 15-20 min au four à 180 °C.

NOTES

-
-
-
-
-
-
-

MES TRACKERS

Coloriez votre niveau de statisfaction :

Zéro stress
Zéro envies de sucre
Zéro sucre ajouté
Training/séance feel good

Heure	Ce que j'ai mangé/bu (repas, collations, boissons en g)	Sucres ajoutés (en g)

TOTAL : ....

En sucres

(COLORIEZ : = 5G)

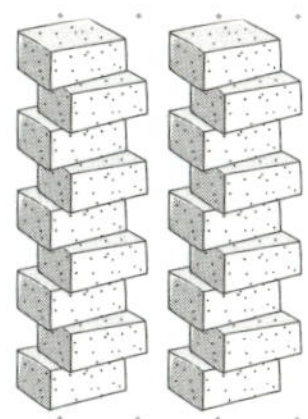

VENDREDI

Petit déj'

Café noir
Pain aux céréales
+ avocat en lamelles
Fruit frais

Déjeuner

Rôti de porc froid
Pois chiches rôtis aux épices et aubergines
Compote sans sucre ajouté

Dîner

Radis à la croque
Steak de thon grillé
Purée de patates douces
Abricots

MOTIVATION

J'ai encore envie de sucre…

À ce stade, vous devriez être habituée à vous passer de sucre et les envies devraient être moins fréquentes. Si elles sont encore là, vérifiez la qualité de votre sommeil : un manque chronique de sommeil accentue l'émotivité (sautes d'humeur) et les risques de dépression associée aux envies de sucre. Un bon sommeil est aussi le garant d'un bon éveil, pour aborder la journée sereine et pleine d'énergie.

SPORT

Yoga

- La cigogne
- L'aigle
- Le guerrier III
- Le triangle
- La fente basse
- L'arbre
- La montagne

1 à 2 min par posture + 1 min de récup'
Reproduisez le circuit du côté gauche.

FOOD

Pois chiches rôtis aux épices

(pour 2 personnes)
Égouttez et rincez 1 boîte de pois chiches (265 g), puis mélangez-les avec 1 c. à s. d'huile d'olive, ½ c. à c. de paprika, ½ c. à c. de cumin, 2 pincées de piment de Cayenne et un peu de sel. Mélangez bien et versez sur une plaque recouverte de papier cuisson. Placez sous le gril du four 10 min en surveillant.

MES TRACKERS

Coloriez votre niveau de statisfaction :

Zéro stress										☺
Zéro envies de sucre										☺
Zéro sucre ajouté										☺
Training/séance feel good										☺

NOTES

•
•
•
•
•
•
•

Heure	Ce que j'ai mangé/bu (repas, collations, boissons en g)	Sucres ajoutés (en g)

TOTAL : ....

En sucres

(COLORIEZ : ▬ = 5

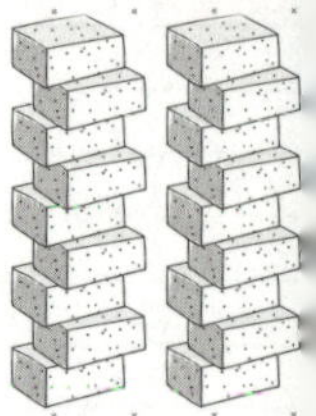

SAMEDI

SPORT

Yoga

- L'arbre
- Le triangle
- Le guerrier I
- La cigogne
- La fente basse
- La montagne

I à 2 min par posture + I min de récup'

Reproduisez le circuit du côté gauche.

FOOD

Sauce avocat

(pour 2 personnes)

Pelez I avocat, récupérez la chair et mixez-la avec 70 g de yaourt nature (de vache ou de soja), I c. à s. de jus de citron, un peu de sel et I pincée de piment de Cayenne en poudre. Versez dans un ramequin et décorez avec un peu de paprika et des graines de sésame. Servez avec des crudités, des frites de patate douce…

Petit déj'

Thé citron
Biscottes + beurre
Yaourt nature
+ compote sans sucre

Déjeuner

Salade de riz, maïs, tomate, thon, œuf dur, cœurs d'artichauts
+ sauce avocat
Yaourt nature + fruits rouges

Dîner

Wok de crevettes, brocoli, oignons et vermicelles de soja
+ sauce soja
Ananas

MOTIVATION

J'ai souvent faim après le repas. Le week-end, après le repas, vous avez envie d'un petit quelque chose, comme si vous n'aviez pas assez mangé? Pour être parfaitement rassasiée en fin de repas, mangez en pleine conscience : prenez le temps d'observer votre assiette, de humer les saveurs et concentrez-vous à chaque bouchée sur la texture et le goût des aliments. Mastiquez bien. *Idem* pour votre cheat meal, afin de l'apprécier à sa juste valeur.

NOTES

-
-
-
-
-
-
-

MES TRACKERS

Coloriez votre niveau de statisfaction :

Zéro stress
Zéro envies de sucre
Zéro sucre ajouté
Training/séance feel good

Heure	Ce que j'ai mangé/bu (repas, collations, boissons en g)	Sucres ajoutés (en g)

TOTAL : ....

En sucres

(COLORIEZ : = 5G)

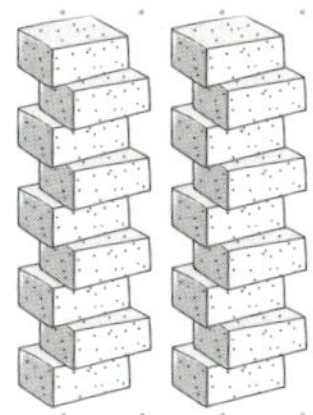

DIMANCHE

Petit déj'
Thé vert menthe
1 œuf coque
+ mouillettes
Porridge

Déjeuner
Aiguillettes de canard poêlées
Haricots verts sautés
+ spaghettis
Pomme

Dîner
Œufs brouillés aux pointes d'asperges
Salade de mâche
+ vinaigrette
Bûche de chèvre
Compote sans sucre
Pain de campagne

FOOD

Porridge

(pour 1 personne)

La veille, mélangez 25 g de flocons d'avoine avec 1 yaourt nature, 10 g de graines de chia et 5 cl de lait végétal. Le matin, ajoutez 50 g de fruits frais (framboises, myrtilles, morceaux de mangue…) et dégustez.

MOTIVATION

Allez, je vais atteindre mon objectif! Continuez à vous motiver! Pensez à un objectif (être libre sans le sucre qui contrôle votre vie, être mince…). Fermez les yeux, idéalisez votre objectif (tout se passe à merveille) et visualisez vos émotions positives en détail : toutes les étapes pour atteindre cet objectif, et ressentez pleinement les émotions positives. Voilà, vous avez programmé votre cerveau : en visualisant l'effet, il se débloque et peut franchir chaque étape. *Go!*

BIEN-ÊTRE

Bain relax

Mettez dans l'eau de votre bain de l'HE de lavande, de marjolaine à coquilles et de camomille (2 gouttes de chaque dans une noix de bain moussant, par exemple) : vos muscles vont se détendre et vous vous sentirez relaxée… *Keep cool!*

MES TRACKERS

Coloriez votre niveau de statisfaction :

Zéro stress									☺
Zéro envies de sucre									☺
Zéro sucre ajouté									☺
Training/séance feel good									☺

NOTES

•
•
•
•
•
•
•

Heure	Ce que j'ai mangé/bu (repas, collations, boissons en g)	Sucres ajoutés (en g)

En sucres

(COLORIEZ : ▬ = 5

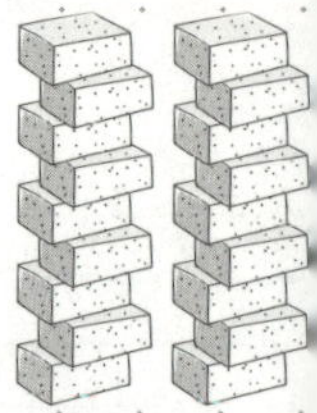

TOTAL : ....

Mon bilan semaine 4

Mes victoires

Mes petits échecs

Niveau bien-être, comment je me suis sentie ?

Sucres ajoutés consommés par jour (en moyenne) :

Comment j'ai réussi à réduire le sucre ajouté ? PEUT MIEUX FAIRE ! ☆☆☆☆☆☆☆☆☆☆ AU TOP !

Ce qui m'a aidée à mieux gérer

Ce qui a été compliqué

Ce que je peux faire la semaine prochaine pour progresser :

Cette semaine, vous avez eu davantage de conseils pour booster votre motivation : la fin du 1er mois est toujours un peu difficile de ce côté-là. Rappelez-vous : la motivation représente 80% de la réussite de votre programme. #zerosucre! Testez les différentes astuces, repérez ce qui vous aide à tenir le cap, et acceptez également les coups de mou : vous ne pouvez pas y échapper… Le tout est de ne jamais abandonner !

Bilan mois 1 : zéro sucre ajouté

Ma checklist

☐ Je prends mes boissons chaudes sans sucre.
☐ J'ai supprimé tous les sodas (classiques et light).
☐ Je mange mes laitages nature sans sucre ajouté.
☐ Je ne mange pas de produits édulcorés (Sucrettes®, yaourts édulcorés…).
☐ Je prends des collations saines, sans sucre ajouté.
☐ Je gère mes envies de sucre sans trop de difficultés.
☐ Je gère ma faim facilement.
☐ Je me sens plutôt en forme.
☐ Je fais mes séances de sport chaque semaine.
☐ Je suis motivée pour passer à l'étape suivante.

Résultat : …. / 10

Mon score

En dessous de 5/10 : vous avez dérapé à de nombreuses reprises… mais le plus dur est derrière vous, vous ne pouvez que progresser, accordez-vous simplement davantage de temps et poursuivez vos efforts pendant quelques semaines avant de passer à l'étape suivante.

Entre 5 et 8/10 : vous êtes en très net progrès mais il y a encore quelques efforts à faire ! Le plus raisonnable est de passer plus de temps sur cette 1re étape (1 à 2 semaines, peut-être plus), le temps de vous sentir à l'aise, avant de passer à la suivante. Ne vous découragez pas, c'est pour vous rendre encore plus forte. Bientôt, vous aurez dégommé le sucre !

Au-dessus de 8/10 : bravo, vous avez rempli vos trackers et balayé le sucre ajouté de votre alimentation…Une vraie warrior ! Vous êtes prête pour l'étape suivante : traquer les sucres des aliments et passer aux IG bas !

Ce dont je suis le plus fière

……………………………………………
……………………………………………
……………………………………………
……………………………………………
……………………………………………

Mes notes

……………………………………………
……………………………………………
……………………………………………
……………………………………………
……………………………………………
……………………………………………

Mon bien-être

Globalement, sur le mois, avez-vous bien pratiqué vos séances feel good ? Vous êtes-vous sentie stressée, irritable ou un peu déprimée ? Mettez en relation ces éléments : les séances feel good ont pour but de vous détendre et de booster votre positive attitude afin de résister aux effets du manque de sucre. Si vous ne les faites pas régulièrement, gare à la mauvaise humeur et aux envies de sucre !

Humeur ☐☐☐☐☐☐☐☐ ☺
Stress ☐☐☐☐☐☐☐☐ ☺
Mon yoga/ mes séances feel good ☐☐☐☐☐☐☐☐ ☺

Mandala zéro sucre ajouté

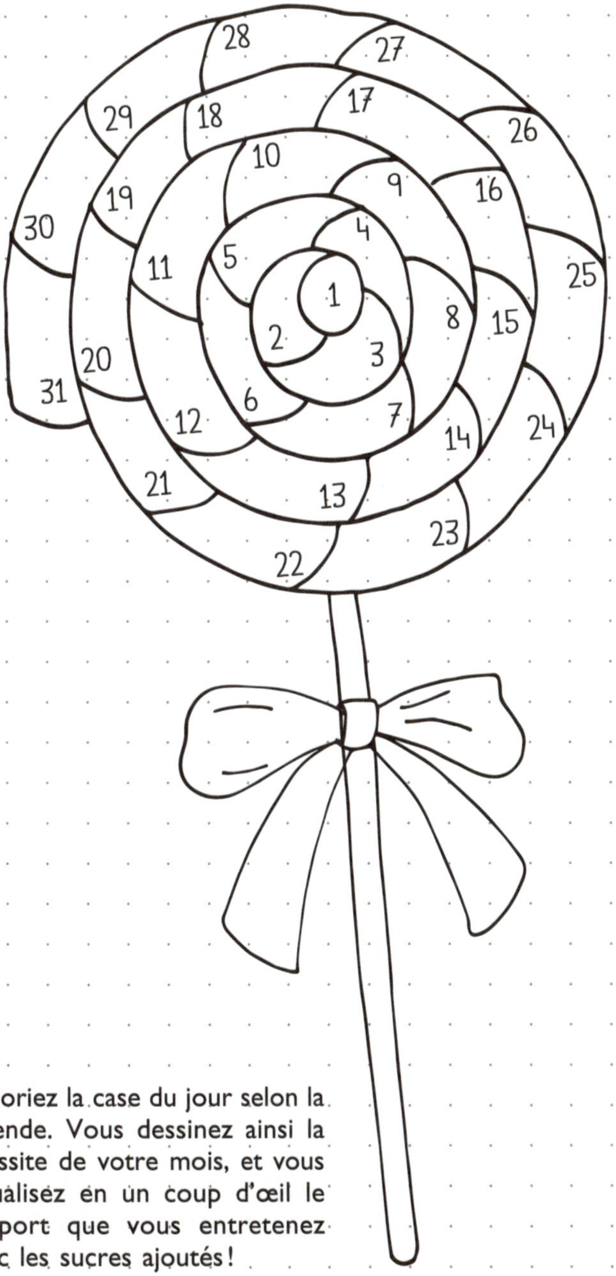

Bravo ! Zéro craquage et objectifs atteints !

Yes, j'ai plutôt bien géré : objectifs respectés avec quelques rares craquages.

J'ai pas trop mal géré : objectifs respectés avec des craquages.

J'aurais pu mieux faire : objectifs rarement respectés et des craquages récurrents.

Aïe, impossible de tenir les objectifs et des craquages tous les jours !

Coloriez la case du jour selon la légende. Vous dessinez ainsi la réussite de votre mois, et vous visualisez en un coup d'œil le rapport que vous entretenez avec les sucres ajoutés !

MES NOTES

Mois 2

Objectif IG bas

Vous avez passé le cap du 1er mois! Bravo, le plus dur est fait : vous avez supprimé le sucre ajouté… Ce mois-ci, on passe à la vitesse supérieure : traquer les aliments (parfois salés) à IG élevé qui ont un effet aussi désastreux que le sucre lui-même! Cela va vous permettre de mieux gérer vos envies de sucre et de réguler parfaitement votre appétit. Au final, adieu aux kilos en trop qui vous gâchent la vie. On ne lâche rien!

Pourquoi se préoccuper de l'IG des aliments quand on veut se sevrer du sucre?

L'IG concerne tous les aliments, même ceux qui n'ont pas un goût sucré! Même si les biscuits apéro, les pâtes et les pizzas n'en ont pas l'air, ce sont des bombes de glucides, la famille du sucre. On les reconnaît généralement parce que ce sont des aliments raffinés, c'est-à-dire élaborés à partir de farine blanche. On pourrait même les reconnaître au fait qu'ils sont très addictifs!

L'IG, c'est quoi?

Les glucides (amidon, saccharose…) contenus dans les aliments ont un rôle purement énergétique dans l'organisme, c'est-à-dire qu'ils fournissent des calories (de l'énergie) aux cellules : une fois avalés, ils sont dégradés en molécules de glucose par les enzymes digestives avant d'être absorbés au niveau de l'intestin grêle. Ce glucose passe ensuite dans le sang, ce qui fait monter la glycémie (le taux de sucre dans le sang).

Voyons ce qu'il se passe ensuite pour les glucides :

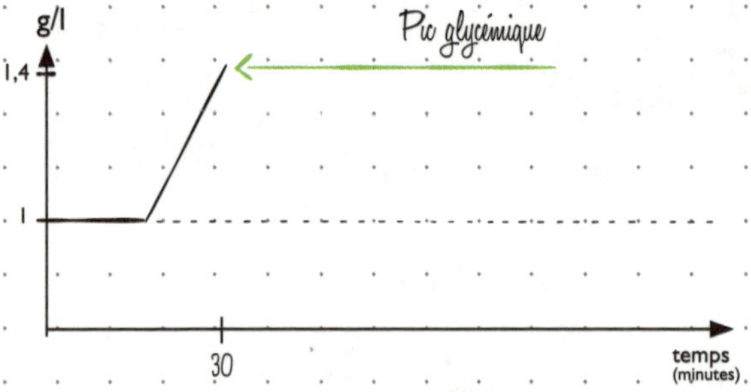

ATTEINTE DU PIC GLYCÉMIQUE APRÈS CONSOMMATION D'UN GLUCIDE

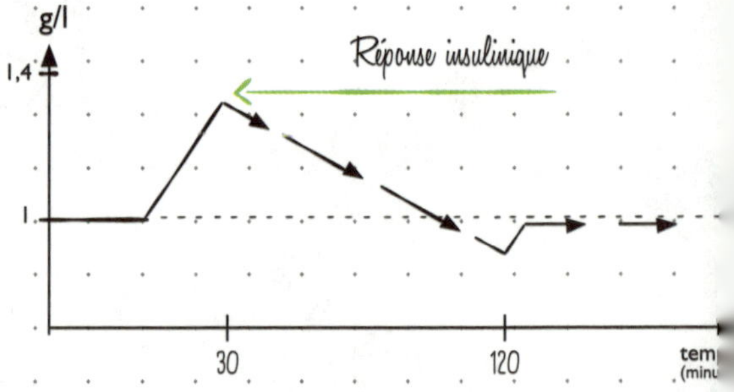

RÉPONSE INSULINIQUE

L'assimilation des glucides fait intervenir une hormone : l'insuline (sécrétée par le pancréas), dont le rôle est de faire revenir la glycémie à un taux d'environ 1 g par litre. Sans sécrétion d'insuline, le glucose ne peut pas être assimilé par les cellules de l'organisme.
Tous les aliments contenant des glucides n'agissent pas de la même façon au niveau sanguin : certains font élever la glycémie de façon importante (et sécréter davantage d'insuline), d'autres

beaucoup moins ! L'index glycémique (IG) est une valeur (allant de 0 à 100) qui permet de classer les glucides selon leur capacité à élever la glycémie, et donc à stimuler la sécrétion d'insuline.

Voici la classification des IG :

IG très bas	< 35
IG bas	35 < IG < 50
IG moyen	50 < IG < 70
IG élevé	> 70

L'IG nous renseigne donc sur la qualité d'un aliment contenant des glucides (sucre, amidon, fructose...) : plus son IG est élevé, plus il stimule la sécrétion d'insuline.

Les effets désastreux des IG élevés...

Sur les envies de grignoter

Le pic de production d'insuline induit par les aliments à IG élevé est si important qu'il est suivi d'une baisse brutale de la glycémie : c'est ce qu'on appelle l'hypoglycémie réactionnelle. Et l'hypoglycémie entraîne généralement des compulsions sucrées ou d'affreuses fringales dont on peut difficilement se défaire sans avoir englouti la moitié d'un paquet de biscuits...

Sur la silhouette

Tout le glucose consommé lors d'un repas n'est pas utilisé immédiatement par les muscles ou le cerveau, il est mis en réserve dans le foie sous forme de glycogène (pour être utilisé quelques heures plus tard) ou transformé en graisse de stockage dans le tissu adipeux. Pas top... Et c'est là que le processus devient critique : lorsqu'on consomme trop souvent et en grande quantité des aliments à IG élevé, le pancréas finit par sécréter beaucoup d'insuline. Or, quand le corps sécrète trop d'insuline, la lipolyse, processus qui permet de brûler les graisses, est bloquée ! Les graisses provenant de l'alimentation sont stockées sous forme de « triglycérides » au lieu d'être utilisées comme carburant. C'est ce mécanisme qui aboutit à la prise de poids sur le long terme... Bref, non seulement manger des aliments à IG élevé fait grossir, mais ça bloque le processus d'amaigrissement. Double effet kiss cool.

Je mise sur les IG bas ou très bas !

À l'inverse, les IG bas permettent de réguler votre glycémie et de limiter les sécrétions abusives d'insuline. Votre corps pourra donc déstocker plus facilement les graisses et vous pourrez enfin dire adieu à vos petits bourrelets ! En plus, les IG bas sont très rassasiants, du coup, vous mangez moins, mieux, et mincissez sans effort !

Les IG des aliments

Les IG bas et très bas sont généralement les aliments complets, les légumes frais et les légumineuses. Ceux qui ont un IG élevé sont élaborés avec une farine blanche, dénuée de vitamines et minéraux : pâtes, pain blanc...

IG très bas (< 35)	IG bas (compris entre 35 et 50)
• Abricot frais et sec • Amande* • Amarante • Avocat* • Banane verte • Baies rouges : framboises, fraises, mûres, groseilles, cassis, myrtilles… • Cacao sans sucre • Céréales germées • Chocolat noir à 70 % de cacao* • Compote de fruits sans sucres ajoutés • Coulis de tomates • Farines d'orge, de pois chiches, de soja • Fromages*, fromage blanc, faisselle • Fructose en poudre • Fruits frais : pomme, poire, orange… sauf melon, kiwi, litchi, pastèque, banane mûre • Konjac (perles, pâtes) • Lait de soja sans sucre ajouté • Lait de vache • Légumes frais : artichaut, poireau, chou, courgette, betterave crue… sauf potiron, carotte cuite, panais • Légumes secs : lentilles, flageolets, pois chiches, haricots rouges, blancs, noirs… • Matières grasses : huile, beurre, crème* • Miel d'acacia • Moutarde • Noix, noix de coco et noisettes* • Œuf • Olive* • Orge mondé et perlé • Pain Essène® (pain de céréales germées) • Pain intégral Montignac • Poissons et produits de la mer • Quinoa • Sirop d'agave • Son de blé et d'avoine • Sucre de coco et de bouleau (xylitol) • Tofu/soja • Tomate • Vermicelles de blé et de soja • Viandes et volailles • Yaourt nature (animal ou au soja) • Wasa® fibres	• Banane jaune • Blé type Ébly® • Boulgour complet • Carotte cuite • Céréales de type All-Bran® • Cidre • Compote de fruits allégée en sucre • Épeautre intégral (farine, grains) • Farine de blé intégrale (T150) • Farine de Kamut® intégrale • Fève crue • Figue sèche • Flocons d'avoine (non cuits) • Fruits au sirop : abricot, ananas, poire… • Kaki • Kamut® (farine, grains) • Kiwi • Jus de fruits sans sucre ajouté : ananas, orange, pamplemousse, pomme, raisin • Lait de coco* • Litchi • Müesli complet sans sucre ajouté • Pain azyme à la farine intégrale • Pain de Kamut® • Pain d'épeautre intégral • Pain intégral au levain • Pain Pumpernickel® (pain noir allemand) • Patate douce • Pâtes complètes • Petits pois en conserve • Pruneaux • Raisin • Riz sauvage, basmati et complet • Sarrasin (farine et grains) • Semoule de couscous complet • Spaghettis cuits *al dente* • Wasa® léger **Attention :** les aliments suivis d'un astérisque sont riches en graisses = à consommer avec modération donc, même si leur IG est bas!

IG moyen (compris entre 50 et 70)	IG élevé (> 70)
• Banane bien mûre	• Bagel
• Betterave cuite	• Baguette blanche
• Biscuits sablés*	• Banane plantain cuite
• Céréales du petit déjeuner « ligne »	• Barres chocolatées*
• Châtaignes	• Bière
• Chips*	• Biscottes ordinaires
• Crème glacée*	• Biscuits classiques*
• Croissant*	• Brioche*
• Datte	• Céréales du petit déjeuner sucrées
• Farine de blé complète (T110)	• Citrouille
• Fève cuite	• Farine de blé blanche (T55)
• Flocons d'avoine cuits	• Fécule de pomme de terre
• Galettes de riz	• Frites*
• Ketchup	• Glucose/sirop de glucose
• Maïs en grains	• Gnocchis
• Mangue	• Maïzena®
• Manioc	• Millet
• Melon	• Navet cuit
• Miel (sauf acacia)	• Pain blanc sans gluten
• Nèfles	• Pain de mie très blanc
• Nouilles de riz	• Pain pour hamburger
• Pain azyme	• Panais
• Pain au lait et au chocolat*	• Pastèque
• Pain complet	• Pilpil de blé
• Papaye	• Polenta
• Pâtes à lasagnes	• Pomme de terre cuite à l'eau, à la vapeur et au four
• Pâtes bien cuites	• Pop-corn salé/sucré
• Pizza*	• Potiron
• Pomme de terre en robe des champs	• Purée de pommes de terre maison
• Raisins secs	• Purée à base de flocons
• Raviolis	• Riz à cuisson rapide
• Riz blanc standard	• Riz au lait (sucré)
• Riz parfumé au jasmin	• Sirop de glucose, de blé et de maïs
• Semoule de couscous	• Sucre de table (poudre, morceaux et roux)
• Sirop d'érable	• Tacos
• Sorbets	• Tapioca

Quelques astuces pour réduire l'IG de vos repas

Le citron, grâce à son acidité naturelle, permet d'abaisser l'IG de vos repas. Prenez donc 1 verre d'eau avec un filet de jus de citron (buvez-le avec une paille pour protéger l'émail de vos dents) en début de repas, surtout si celui-ci n'est pas spécialement IG bas !

Les fruits et légumes à IG élevé : j'évite ?

Certains aliments à IG élevé ont une faible teneur en glucides. C'est le cas par exemple du melon, de la pastèque, du céleri cuit… Ces aliments ont un impact modéré sur la glycémie, vous pouvez en consommer !

Le vinaigre a également cette particularité : si vous commencez votre repas par des crudités, assaisonnez-les avec une sauce bien vinaigrée ou bien citronnée.
La cuisson *al dente* permet aussi de réduire l'IG des pâtes !

Comment je procède en pratique ?

L'IG n'est pas une question de quantité mais de qualité, il s'agit donc de bien choisir vos aliments :

À la place…	IG	Je choisis plutôt…	IG
Du pain blanc	70	Du pain intégral au levain	45
Du riz blanc parfumé	70	Du riz basmati semi-complet Du riz complet (brun, noir, rouge)	45 50
De la semoule blanche	60	Du quinoa Du boulgour complet De la semoule complète (blé, épeautre) Des grains de sarrasin	35 45 45 50
Des nouilles bien cuites	70	Des spaghettis cuits *al dente*	45
Des pommes de terre	> 70	Des patates douces	50
De la farine de blé blanche (T55)	85	De la farine de blé intégrale (T150) De la farine complète d'épeautre De la farine d'orge De la farine de sarrasin (blé noir) De la farine de pois chiches De la farine de coco De la farine de soja	45 45 30 50 35 35 25
Des biscottes ordinaires	70	Des Wasa® fibres Des biscottes à la farine intégrale	35 < 50
Des céréales (pétales de blé ou de maïs, complet ou non, même sans sucre)	> 60	Des flocons d'avoine, de quinoa, de sarrasin… Du müesli floconneux sans sucre ajouté	< 50 50

Petits déjeuners IG bas

Quand on adopte l'alimentation IG bas, le plus difficile est souvent de modifier son petit déjeuner. Pas simple de changer ses habitudes, et surtout de trouver des idées de petits déjeuners rassasiants et gourmands, rapides à préparer, sans pain blanc, biscottes ordinaires ni flocons de céréales au maïs ! Voici quelques idées.

Petit déjeuner protéiné pour les lève-tôt

Si vous prenez votre petit déjeuner très tôt, optez pour des aliments riches en protéines qui, associés aux IG bas, rassasient toute la matinée :

- 1 thé ou café sans sucre
- 1 tranche de jambon blanc ou 1 œuf (dur, coque, au plat)
- 3 ou 4 tranches de Wasa® fibres (ou 2 tranches de pain intégral) + fromage à tartiner (étalé en fine couche)
- 10 amandes à croquer

Petit déjeuner gourmand à IG bas

Vous êtes un bec sucré ? Vous avez votre petit déjeuner tout trouvé !

- 1 thé ou café sans sucre
- 1 bowl cake aux myrtilles (p. 171)

Petit déjeuner express

Si vous êtes toujours pressée le matin, vous allez trouver votre bonheur avec ce petit déjeuner : il se prépare la veille !

- 1 thé ou café sans sucre
- 1 overnight oatmeal (porridge du lendemain) préparé avec 1 yaourt nature (de vache, brebis ou de soja), 25 à 30 g de flocons d'avoine, 10 g de graines de chia, 2 abricots secs coupés en petits morceaux ou 2 c. à s. de baies de goji et 5 cl de lait d'avoine ou d'amande sans sucre. Mélangez le tout la veille dans un bol, mettez au frais et dégustez le lendemain matin.

Plan d'action food IG bas

- [ ] Bien sûr, vous allez continuer à éviter tous les sucres ajoutés ce mois-ci !

Après avoir supprimé les sucres ajoutés, les papilles gustatives sont habituées à un niveau de sucre plus faible et le cerveau s'habitue lui aussi à recevoir moins de sucre, mais la dépendance physique reste encore présente car vous consommez parfois des aliments à IG élevé, ce qui crée des hypoglycémies réactionnelles qui provoquent des besoins de sucre. Il s'agit maintenant de passer aux IG bas (< 50) pour limiter ces hypoglycémies après les repas. Objectif : ne plus avoir d'envies de sucre, mieux réguler votre appétit et permettre le déstockage des graisses. Bref, cette fois, on explose toutes les barrières sur la route de la minceur !

Profil 1 : l'addicte au sucre

Vous consommez certainement beaucoup d'aliments à IG élevé : chips, frites, pizzas, croque-monsieur, pâtes, pain blanc… et vous l'avez compris, ces aliments ont le même impact que le sucre blanc au niveau sanguin ! Les hypoglycémies réactionnelles provoquées par ces aliments activent votre dépendance au sucre en créant des envies et des besoins. Manger à IG bas vous aidera à garder le cap de vos objectifs : zéro sucre et minceur !

Le plan

- **Évitez les aliments de snacking salés à IG élevé** (chips, biscuits salés…) et choisissez des snacks sains (pain complet + avocat en lamelles, houmous + bâtonnets de carotte…).
- **Cuisinez le plus possible vous-même** (céréales complètes à IG bas, frites de patate douce, pizzas maison faites avec une farine intégrale de blé, Kamut® ou épeautre, croque-monsieur fait avec des tranches de pain intégral…).
- **Conservez 1 cheat meal par semaine** pour mieux vivre ce programme et éviter les craquages.

Mes trackers

Dans votre tracker du mois (p. 106 et 164), notez vos objectifs perso :

- Zéro snack apéro à IG haut (mois 2 + mois 3)
- Plats maison à IG bas (mois 2 + mois 3)

Et faites votre suivi chaque jour !

Ce qui va être difficile ce mois-ci…

Ce qui vous rendra vulnérable ce mois-ci, c'est que vos habitudes alimentaires vont être chamboulées ! Pour éviter de craquer, suivez bien les menus proposés chaque semaine et faites vos courses en conséquence afin d'avoir tout ce qu'il faut le jour J pour cuisiner.

Profil 2 : l'addicte qui s'ignore

Même si vous mangez équilibré, votre consommation importante de céréales raffinées (pain blanc, pâtes blanches…) entraîne chez vous des hypoglycémies réactionnelles qui vous donnent envie de manger sucré et de grignoter entre les repas. Voilà pourquoi vous ne pouvez pas résister aux croissants et autres mignardises apportées au bureau par vos collègues…

Le plan

- **Choisissez des céréales complètes et à IG bas** (riz complet, spaghettis semi-complets, boulgour, semoule complète, quinoa, sarrasin, épeautre…) plutôt que des pâtes et du riz blancs, et passez au pain intégral au levain (IG bas, plus rassasiant et tellement bon !).

Mes trackers

Dans votre tracker du mois (p. 106 et 164), notez vos objectifs perso :

- Céréales complètes (mois 2 + mois 3)
- Zéro snack salé à IG élevé (mois 2 + mois 3)

Et faites votre suivi chaque jour !

- **Remplacez les snacks salés à IG élevé** (pizza, quiches, chips) par des équivalents à IG bas (quiche maison à la farine complète, amandes et tomates cerise à la place des chips…).
- **Conservez 1 cheat meal par semaine** et réservez-le, par exemple, pour les sorties programmées.

Ce qui va être difficile ce mois-ci…

Vous serez sûrement tentée fréquemment car vous mangez souvent à l'extérieur (pizzas, plats de pâtes, apéritifs avec mignardises salées à IG élevé…). Conservez bien votre cheat meal pour ces occasions, et à la maison, cuisinez au maximum à IG bas.

Profil 3 : l'addicte au light

Vous avez maintenant supprimé les édulcorants, ce qui est très positif, mais vous consommez peut-être aussi des plats industriels tout prêts à IG élevé (car ils contiennent de l'amidon de maïs ou de pomme de terre ou même du sucre ajouté…) et des céréales du petit déjeuner à IG élevé (céréales « ligne » au maïs ou au blé, même complet) qui vous donnent envie de manger sucré.

Le plan

- **Cuisinez maison.** Méfiez-vous des plats allégés du commerce (les matières grasses sont parfois compensées par du sucre ajouté ou de la fécule de maïs, de l'amidon de tapioca… qui font monter l'IG du plat). Cuisinez le plus possible vous-même, vous contrôlez ainsi parfaitement le contenu de votre assiette.
- **Remplacez les céréales blanches par des céréales complètes et/ou à IG bas** (riz complet, quinoa, boulgour complet…).
- **Évitez les céréales petit déjeuner « ligne »** qui, même sans sucre ou aux céréales complètes, ont un IG élevé à cause de leur procédé de fabrication (céréales « extrudées ») : choisissez plutôt des flocons de céréales simples (flocons d'avoine, de quinoa, de sarrasin…).

Mes trackers

Dans votre tracker du mois (p. 106 et 164), notez vos 3 trackers perso :

- Zéro céréale du petit déj (mois 2 + mois 3)
- Céréales complètes
- Cuisine maison à IG bas

Et faites votre suivi chaque jour !

Ce qui va être difficile ce mois-ci…

Vous aurez peut-être un peu de mal à vous organiser pour préparer vous-même vos repas chaque jour. Prévoyez donc dans votre agenda de la semaine des créneaux horaires pour la préparation des repas. Pensez au meal prep qui facilite vraiment cette étape !

Comment je m'organise ?

Je me débarrasse des aliments à IG haut

Comme le mois dernier, commencez par faire le tri dans vos placards : faites le plein de céréales à IG bas, de biscottes complètes et de pain intégral (tranché et congelé, par exemple). Si vous avez un magasin bio près de chez vous, c'est le moment d'y faire un tour !

Je revois mon petit déjeuner en version IG bas

Réfléchissez au petit déjeuner qui vous convient le mieux (parmi ceux qui sont proposés ou créez-les vous-même) et faites également le plein de snacks sains à IG bas (amandes et noix, abricots secs, laitages nature avec son d'avoine…).

J'anticipe les risques de cette nouvelle phase

Continuez d'anticiper les coups durs en listant les situations qui pourraient vous mettre en difficulté et trouvez des solutions :

Le piège	Les solutions
Je suis invitée à l'apéro chez des amis avec petits fours à IG élevé.	Je propose d'apporter des bâtonnets de légumes avec une sauce au fromage blanc et fines herbes.
Je sors à la pizzeria.	J'utilise mon cheat meal de la semaine.
Je rentre tard du boulot et je n'ai pas envie de cuisiner.	Je prévois dans mon réfrigérateur et mes placards des aliments IG bas ultra rapides à préparer : jambon, œuf au plat, salade lavée, tomates cerise, Wasa® fibres et chèvre frais…
....	....

Je programme mes séances de training

Programmez vos séances cardio et feel good ce mois-ci. Comme le mois dernier, vous trouverez dans votre journal de bord des propositions d'enchaînements pour vos trainings.

J'y vais progressivement s'il le faut…

Les menus proposés ce 2e mois sont sans sucre ajouté et à IG bas. Si vous vous sentez de plonger d'un coup dans cette alimentation, parfait ! Mais vous pouvez aussi y aller par étapes : en modifiant d'abord votre petit déjeuner, puis en testant des céréales à IG bas que vous ne connaissez pas (épeautre, orge…). À vous de choisir !

Plan d'action mental : je me cocoone !

Ce 2e mois est plus facile côté mental car votre dépendance au sucre est déjà moins forte et les IG bas vous aideront à la réduire encore ! Vous aurez peut-être besoin en revanche d'activités cocooning (massages, sophrologie, réflexologie, reiki…) pour vous reconnecter à votre corps et mieux en prendre soin !

Le cocooning, ça aide à mieux résister !

Entre le travail, les courses, les sorties, vous n'avez plus une minute pour vous ! S'accorder un moment à soi permet de détendre l'esprit, relâcher les tensions musculaires et réduire l'anxiété. Cela permet de mieux maîtriser son stress et de développer son self-control. Se cocooner a un réel impact sur la relation avec la nourriture : votre rapport avec elle est moins conflictuel, puisque vous n'avez plus d'émotions négatives à gérer avec la nourriture, vous maîtrisez mieux vos envies de sucre et de junk food. Au final, vous redevenez maîtresse de vos envies !

Ma wish list cocooning

Voici quelques idées so cocooning :

- ☐ Un massage aux pierres chaudes
- ☐ Une manucure ou une pédicure
- ☐ Un soin du visage
- ☐ Lire mon roman chouchou lovée dans mon canapé
- ☐ Regarder ma série préférée avec mon chéri
- ☐ Une séance découverte de reiki
- ☐ Un hammam entre copines

Fréquence : 1 à 3 fois par semaine
Durée : 1 h environ (selon l'activité)

Faites des activités créatives
Mandalas, dessin, peinture, poterie… Les activités créatives stimulent la sécrétion de sérotonine et renforcent la confiance en soi : vous avez besoin d'être au top de votre motivation pour rester concentrée sur vos objectifs !

Plan d'action body : je me mets au cardio brûle-graisses !

Grâce à la suppression du sucre ajouté qui vous mettait en hypoglycémie, vous avez certainement retrouvé une belle énergie : c'est le moment d'enclencher la vitesse supérieure ! Vous allez en profiter pour vous mettre au cardio ce mois-ci.

Le cardio, c'est quoi ?

Le cardio-training, c'est le travail de l'endurance. C'est le type d'entraînement que l'on pratique quand on fait du running, du vélo, de la natation… On le reconnaît à sa capacité à faire augmenter le rythme cardiaque et à nous essouffler. Il fait travailler le système cardio-vasculaire.

Mode minceur enclenché !

Pourquoi c'est intéressant ? Parce qu'il permet aussi d'affiner votre silhouette : c'est LE training minceur. La pratique régulière d'un sport cardio entraîne votre corps à puiser rapidement et efficacement dans les réserves de graisses via le processus de déstockage (lipolyse) : le muscle a besoin d'énergie. Pour cela, il brûle d'abord du glucose mais, ensuite, quand l'effort est intense ou prolongé, les graisses de réserve. Plus vous pratiquez du cardio, plus le muscle a l'habitude de travailler, plus vite il va puiser dans les graisses de réserve ! À vous la silhouette plus mince et plus ferme en 1 mois !

Un bon coup de boost niveau motivation !

Le cardio permet aussi de sécréter des endorphines qui vont renforcer l'estime de soi et donc booster la motivation.

Du running & du cardio-training

Running

Durant ce 2e mois, vous trouverez dans votre journal de bord, p. 110 à 146, des séances running, la base du sport cardio. Pas de panique si vous n'êtes pas une runneuse de marathon, les séances sont constituées de fractionné, un entraînement qui alterne run et marche, pour développer le cardio doucement mais efficacement. Mieux : en courant intensivement par petites périodes, vous courez plus efficacement que si vous couriez plus longtemps à un rythme plus doux. La technique calories killeuse !

Circuit cardio-training

Le cardio peut aussi se travailler avec des exercices de fitness. Il suffit de pratiquer assez rapidement et avec des récupérations courtes pour conserver un rythme cardiaque élevé. Le must : en plus de faire mincir, le circuit training renforce vos muscles. Effet tonique à la clé !

Nombre de séances :
3 par semaine
Durée : 30 min minimum
Équipement : une tenue de running et des baskets

Mes astuces pour bien pratiquer

Pratiquez à votre rythme. Petit à petit, vous constaterez des progrès et pourrez allonger les séances et/ou augmenter l'intensité de vos efforts.

Soyez régulière : minimum 3 séances par semaine pour que ce soit efficace.

Réalisez vos trainings selon votre agenda, le matin ou en fin de journée, mais pas trop tardivement (pas après 20 heures) pour ne pas perturber le sommeil.

Hydratez-vous bien avant et après votre séance pour favoriser l'élimination des toxines et compenser les pertes hydriques.

Si vous avez faim après votre séance, prenez un snack sans sucre ajouté et à IG bas : 1 fruit frais, 1 smoothie aux fruits et yaourt, 1 carré de chocolat noir avec 1 morceau de pain complet…

Mes exos de cardio-training

3 fois par semaine, retrouvez dans votre journal de bord, p. 110 à 146, des séances de cardio-training composées à partir des exercices suivants.

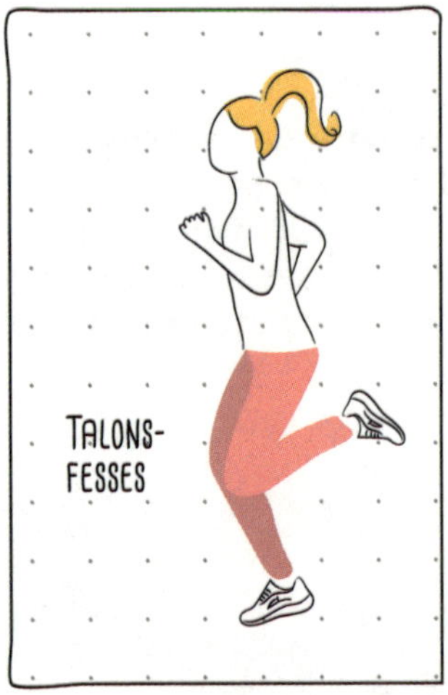
TALONS-
FESSES

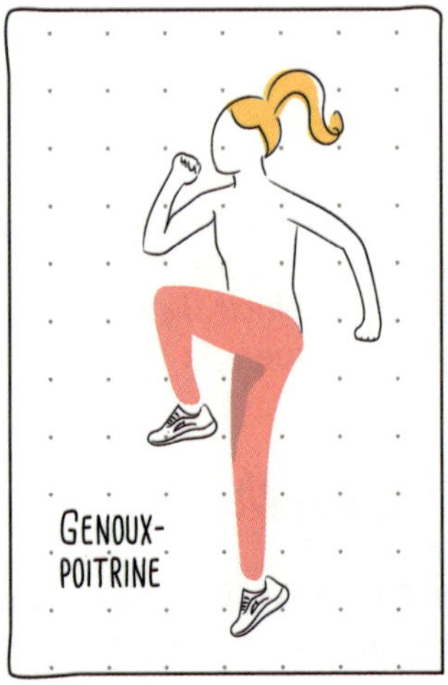
GENOUX-
POITRINE

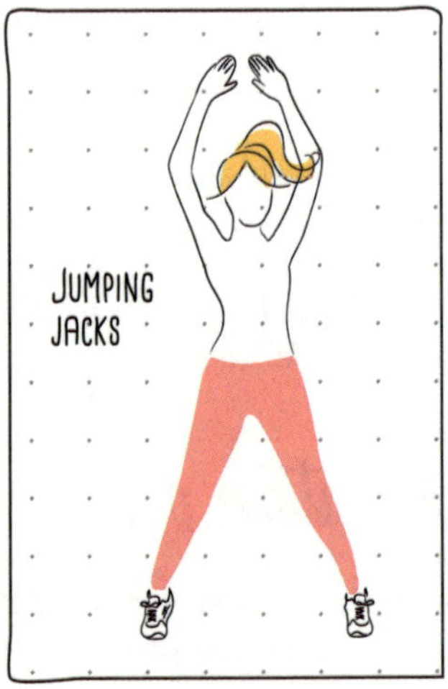
JUMPING
JACKS

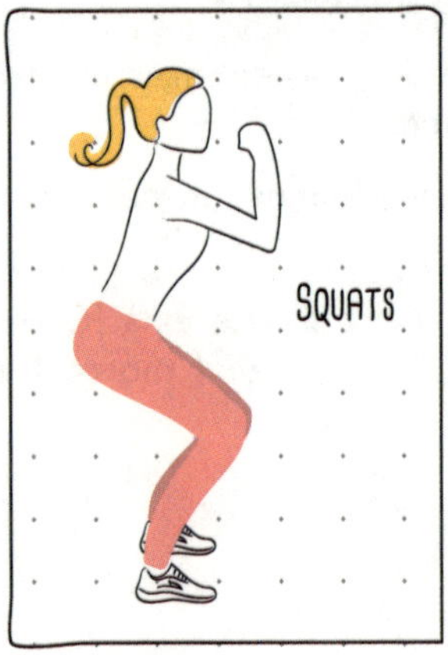
SQUATS

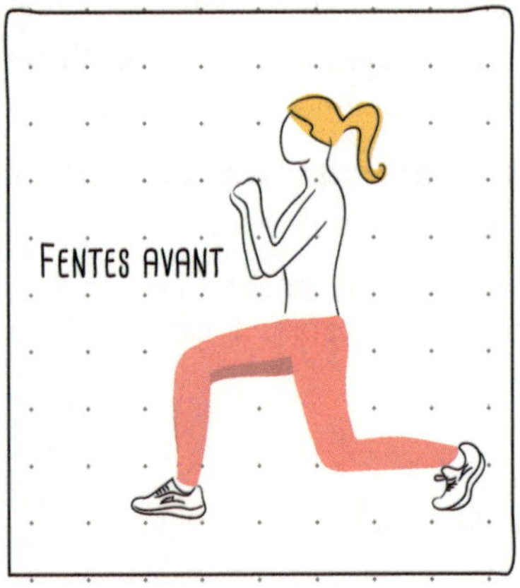
FENTES AVANT

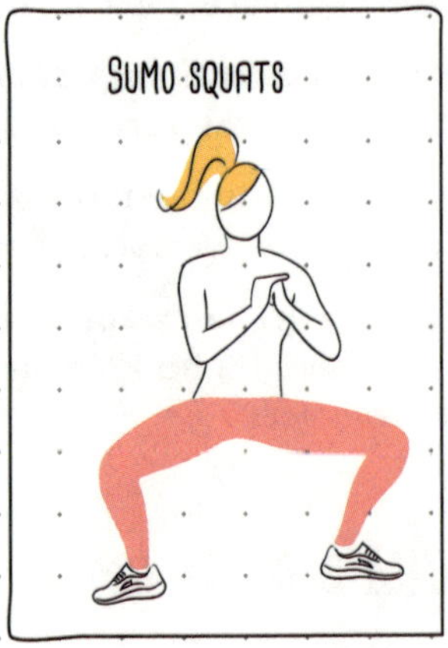
SUMO SQUATS

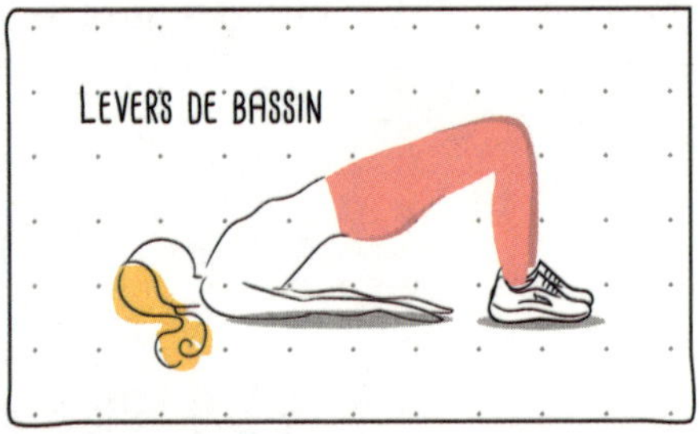
LEVERS DE BASSIN

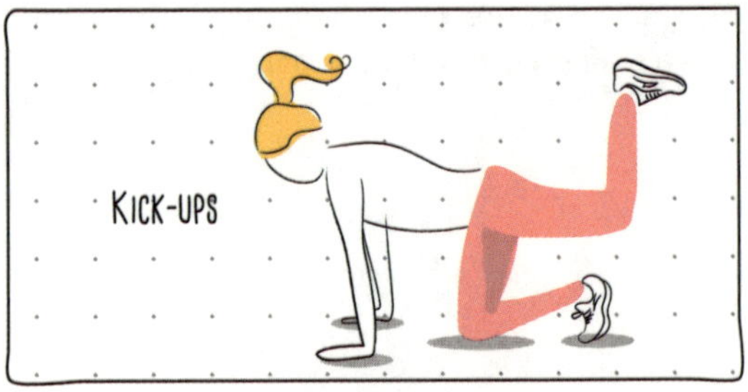
KICK-UPS

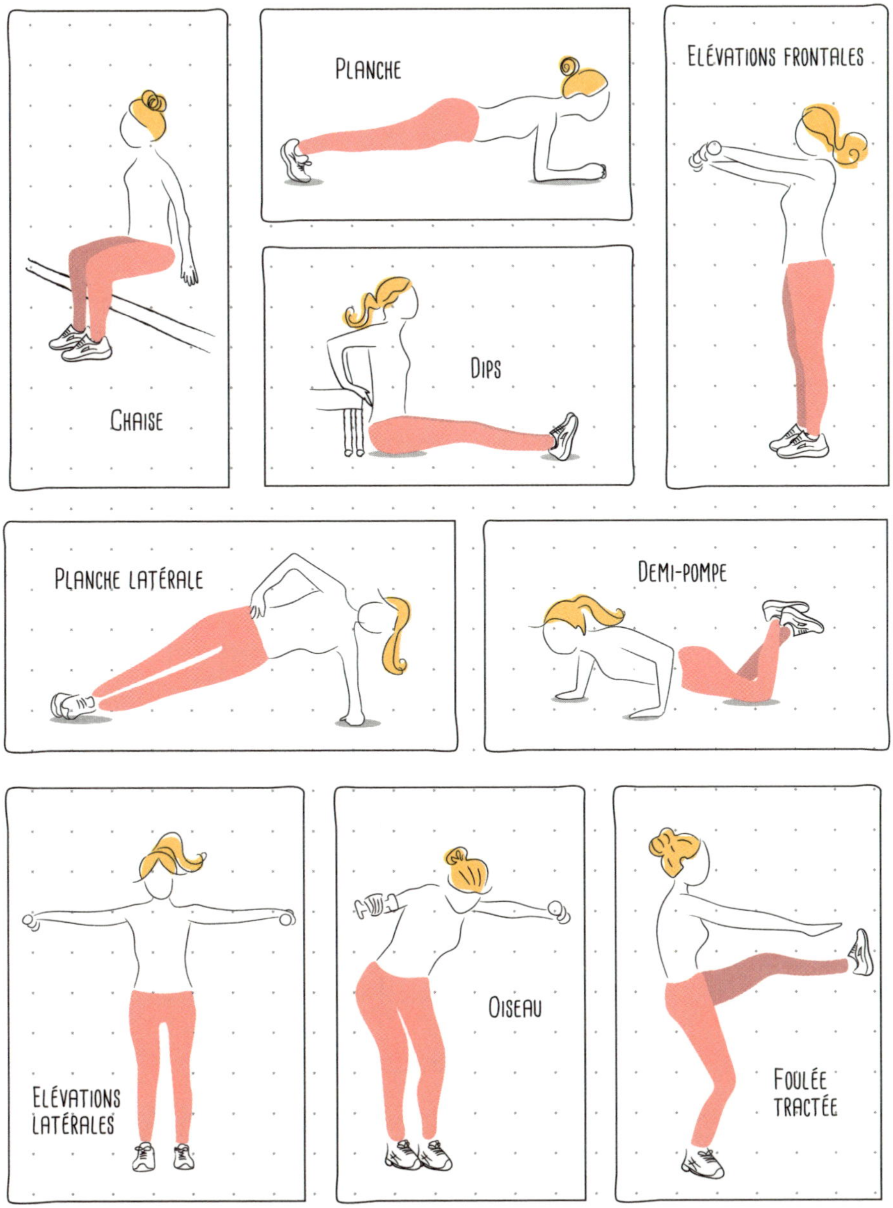
Chaise
Planche
Elévations frontales
Dips
Planche latérale
Demi-pompe
Elévations latérales
Oiseau
Foulée tractée

Mon tracker mois 2 : zéro sucre à IG élevé

Notez dans ce tableau vos objectifs perso déterminés dans le plan d'action food, p. 98-99, et remplissez chaque case avec un des symboles (objectif atteint, partiellement atteint…). Vous pouvez ainsi suivre vos progrès tout au long du mois.

	1	2	3	4	5	6	7	8	9	10	11	12
Zéro sucre ajouté												
Céréales à IG bas												

Objectif atteint !

Objectif presque atteint

Objectif non atteint

13	14	15	16	17	18	19	20	21	22	23	24	25	26	27	28	29	30	31

Semaine 1 : je me mets aux IG bas

Mon agenda

N'oubliez pas de noter tout ce qui vous aidera à mieux vous organiser cette semaine :

- les horaires pour faire vos courses
- les invitations
- les horaires de meal prep
- vos séances de cardio-training et de bien-être…
- vos rendez-vous

LUN	....	.....h.... : Cardio-training	.....h.... : ....
		.....h.... :	.....h.... : ....
		.....h.... :	.....h.... : ....
MA	....	.....h.... : Challenge 10 000 pas	.....h.... : ....
		.....h.... :	.....h.... : ....
		.....h.... :	.....h.... : ....
MER	....	.....h.... : Cardio-training	.....h.... : ....
		.....h.... :	.....h.... : ....
		.....h.... :	.....h.... : ....
JEU	....	.....h.... : Séance bien-être	.....h.... : ....
		.....h.... :	.....h.... : ....
		.....h.... :	.....h.... : ....
VEN	....	.....h.... : Stretching	.....h.... : ....
		.....h.... :	.....h.... : ....
		.....h.... :	.....h.... : ....
SA	....	.....h.... : Cardio-training	.....h.... : ....
		.....h.... :	.....h.... : ....
		.....h.... :	.....h.... : ....
DIM	....	.....h.... : Séance bien-être	.....h.... : ....
		.....h.... :	.....h.... : ....
		.....h.... :	.....h.... : ....

Mon meal prep

Établissez-le à partir des menus proposés chaque jour et de votre agenda !

Quand préparer ?	Pour quel plat ?	Prévu quand ?	Les préparations (épluchage/découpe/cuisson) que je peux prévoir...

Ce mois-ci, vous pouvez conserver 1 cheat meal par semaine, soit un repas à IG élevé.

Ma liste de courses

À partir des menus proposés chaque jour, notez ce qu'il vous manque dans votre liste de courses (zéro sucre raffiné, paquet de pâtes blanches ni quiche surgelée, seulement des aliments à IG bas).

☐	☐	☐ ....
☐	☐	☐ ....
☐	☐	☐ ....
☐	☐	☐ ....
☐	☐	☐ ....
☐	☐	☐ ....
☐	☐	☐ ....
☐	☐	☐ ....
☐	☐	☐ ....
☐	☐	☐ ....
☐	☐	☐ ....

LUNDI

Petit déj'
Thé vert menthe
Tartines de Wasa® fibres
+ lamelles d'avocat
+ graines de sésame

Déjeuner
Buddha bowl aux lentilles
Yaourt au soja
+ morceaux d'abricots

Dîner
Carpaccio de bœuf au parmesan
Salade de quinoa, tomates cerise, oignon rouge, mesclun + vinaigrette
Melon

SPORT

Cardio-training

- Échauffement : 5 min (petit trot, enrouler d'épaules…)
- Genoux-poitrine : 3 min
- Talons-fesses : 3 min
- Foulées tractées : 3 min
- Jumping jacks : 3 min

1 min de récup' entre les exercices
Réalisez ce circuit 2 fois.

FOOD

Buddha bowl aux lentilles
(pour 1 personne)
Égouttez et rincez 100 g de lentilles vertes. Mettez dans le fond d'un gros bol 2 poignées de mesclun et assaisonnez avec une vinaigrette à l'huile d'olive. Ajoutez les lentilles par-dessus, 1 œuf mollet, 1 tomate coupée en rondelles, quelques radis émincés et ¼ d'avocat en lamelles (ne mélangez pas les ingrédients). Décorez de graines de sésame.

MOTIVATION

Help, je suis perdue ! Vous vous sentez déstabilisée avec les changements d'habitudes alimentaires ? Les menus proposés sont trop éloignés de ce que vous mangez généralement ? Réalisez vos propres menus à l'avance à partir du « Guide zéro sucre », p. 18, cela vous permettra de vous approprier le programme sans sucre et de mieux le vivre au quotidien.

MES TRACKERS

Coloriez votre niveau de statisfaction :

Zéro stress
Zéro envies de sucre
Zéro IG élevé
Training/séance feel good

NOTES

Heure	Ce que j'ai mangé/bu (repas, collations, boissons en g)	Sucres raffinés (en g)

TOTAL : …………

En sucres
(COLORIEZ : = 5

MARDI

FOOD

Gaspacho de concombre, tomate, ananas (pour 4 personnes)

Coupez 1 poivron rouge sur la longueur, retirez les graines et faites-le griller au four jusqu'à ce qu'il devienne noir. Retirez la peau. Plongez 500 g de tomates dans de l'eau bouillante 30 s, puis pelez-les. Mixez les tomates avec le poivron. Ajoutez ¼ d'oignon rouge, 150 g de chair d'ananas frais, 1 c. à s. de vinaigre, 1 c. à s. d'huile d'olive, sel et poivre. Dégustez frais.

Petit déj'
Thé à la bergamote
Pain intégral + purée de cacahuètes sans sucre
Yaourt nature + fruits frais

Déjeuner
1 à 2 saucisses grillées aux herbes (15 % de MG max)
Poêlée de poivrons et boulgour complet
Yaourt brassé nature + compote sans sucre

Dîner
Gaspacho de concombre, tomate, ananas
Spaghettis semi-complets *al dente* + allumettes de bacon + champignons et crème légère
Pomme

MOTIVATION

Help, j'ai faim toute la journée…

Si vous avez du mal à réguler votre faim à cause des changements alimentaires, pensez aux plantes et algues qui possèdent des effets coupe-faim : konjac et pectine de pomme comblent rapidement les petits creux grâce à leurs fibres qui gonflent dans l'estomac. Prenez-les en gélules avec un grand verre d'eau.

SPORT

Challenge 10 000 pas

Aujourd'hui, pas de séance cardio, mais vous allez quand même bouger ! Essayez d'atteindre 10 000 pas (allez acheter le pain à pied, sortez du métro une station plus tôt… tous les moyens sont bons !).

NOTES

-
-
-
-
-
-
-

♡ MES TRACKERS ♡

Coloriez votre niveau de satisfaction :

Zéro stress	☐☐☐☐☐☐☐☐	☺
Zéro envies de sucre	☐☐☐☐☐☐☐☐	☺
Zéro IG élevé	☐☐☐☐☐☐☐☐	☺
Training/séance feel good	☐☐☐☐☐☐☐☐	☺

Heure	Ce que j'ai mangé/bu (repas, collations, boissons en g)	Sucres raffinés (en g)

En sucres
(COLORIEZ : ▬ = 5G)

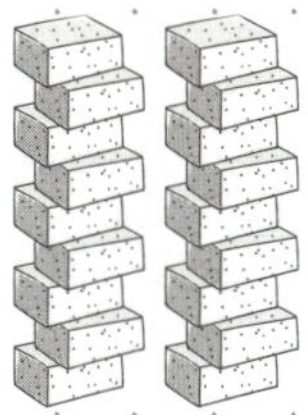

TOTAL : ....

MERCREDI

Petit déj'
Café noir
Fromage blanc nature avec flocons de quinoa ou d'épeautre, noisettes concassées et fruits rouges

Déjeuner
Chili con carne
Nectarine

Dîner
Salade de riz basmati semi-complet, thon, concombre, tomate, haricots mungo
+ vinaigrette
Fromage blanc
+ cannelle

MOTIVATION

Je n'aime pas le pain intégral…

Un peu dur d'adopter ces nouveaux aliments à IG bas… Si vous n'aimez pas le pain intégral classique, essayez de le prendre au levain ou testez d'autres variétés de pain intégral (à l'épeautre, Kamut®, sarrasin… en magasin bio). Vous pouvez aussi tester les Wasa® fibres ou préparer des pancakes ou des crêpes avec de la farine complète d'épeautre pour le petit déj'.

FOOD

Chili con carne (pour 4 personnes)

Pelez et hachez 1 oignon et 1 gousse d'ail, puis faites-les revenir avec 1 c. à s. d'huile d'olive. Ajoutez 2 poivrons rouges en morceaux, 250g de bœuf haché à 5% de MG et 1 c. à c. de chili en poudre. Faites cuire à feu vif 5 min, puis intégrez 1 boîte de tomates concassées. Salez et laissez mijoter 30 min. Ajoutez 1 boîte de haricots rouges et laissez cuire 5 min.

SPORT

Cardio-training

- Montée et descente d'escaliers : 5 min
- 20 squats
- 40 jumping jacks
- 20 fentes avant (pour chaque jambe)

1 min de récup' entre les exercices
Réalisez ce circuit 2 à 3 fois.

♡ MES TRACKERS ♡

Coloriez votre niveau de statisfaction :

Zéro stress ☐☐☐☐☐☐☐☐ ☺
Zéro envies de sucre ☐☐☐☐☐☐☐☐ ☺
Zéro IG élevé ☐☐☐☐☐☐☐☐ ☺
Training/séance feel good ☐☐☐☐☐☐☐☐ ☺

NOTES

•
•
•
•
•
•
•

Heure	Ce que j'ai mangé/bu (repas, collations, boissons en g)	Sucres raffinés (en g)

En sucres
(COLORIEZ : ▪ =

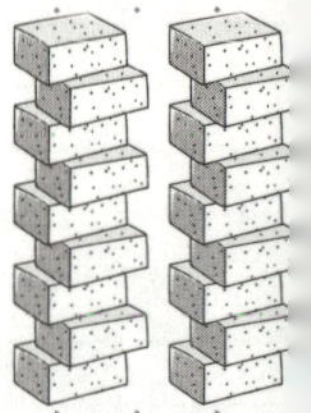

TOTAL : ....

JEUDI

FOOD

Pois chiches curry-gingembre

(pour 2 personnes)

Pelez et hachez 1 oignon et 1 gousse d'ail. Faites-les revenir avec 1 c. à s. d'huile d'olive, puis ajoutez 1 tomate coupée en morceaux et 1 boîte de pois chiches égouttés (265 g). Saupoudrez de gingembre et de curry. Salez et laissez cuire 5 min. Incorporez 5 cl de lait de coco ou de crème légère. Saupoudrez de coriandre ciselée.

BIEN-ÊTRE

Cohérence cardiaque

Pour éviter les sautes d'humeur, adoptez la cohérence cardiaque (une technique de relaxation qui régule le rythme cardiaque et apaise les émotions grâce au contrôle de la respiration) : inspirez pendant 5 s, puis expirez pendant 5 s (6 respirations complètes par minute) pendant 3 à 5 min.

Petit déj'

Thé citron
Wasa® fibres + fromage frais de chèvre
Fruit frais

Déjeuner

Carottes râpées aux baies de goji et graines de courge + vinaigrette
Pois chiches curry-gingembre
Faisselle + framboises

Dîner

Salade de haricots verts à l'échalote
Rôti de dinde froid
Chèvre frais
Compote sans sucre
Pain intégral ou Wasa® fibres

MOTIVATION

Je ne sais pas comment manger à IG bas au bureau.

Si vous emportez un snack au bureau, choisissez si possible un sandwich au pain complet ou aux céréales et emportez une petite bouteille d'eau additionnée d'un filet de jus de citron pour faire baisser l'IG de votre snack.

NOTES

-
-
-
-
-
-
-

MES TRACKERS

Coloriez votre niveau de statisfaction :

Zéro stress
Zéro envies de sucre
Zéro IG élevé
Training/séance feel good

Heure	Ce que j'ai mangé/bu (repas, collations, boissons en g)	Sucres raffinés (en g)

TOTAL : ....

En sucres

(COLORIEZ : = 5G)

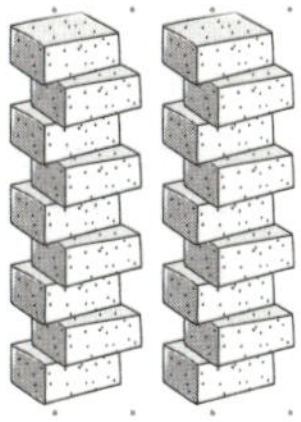

VENDREDI

Petit déj'
Café noir
Pain intégral + beurre
Yaourt nature avec morceaux de fruits frais

Déjeuner
Tomate-mozzarella
Brochette de bœuf aux champignons
Ratatouille
Pêche
Pain intégral ou Wasa® fibres

Dîner
Œufs muffins
Salade verte + vinaigrette
Fromage blanc + coulis de mangue
Pain intégral ou Wasa® fibres

BIEN-ÊTRE

Stretching

Vous pouvez réaliser une séance de stretching en dehors de vos séances de training, en étirant un à un tous vos muscles (bras, jambes, lombaires…). Souplesse, muscles allongés et effet relaxant garantis !

- Le chat dos plat/dos rond
- Le chien tête en bas
- La fente basse
- Étirements nuque et épaules
- Le cobra
- Relaxation allongée

Tenez 1 min par posture.

FOOD

Œufs muffins (pour 3 personnes)

Remplissez 6 moules à muffins antiadhésifs de restes de légumes cuits jusqu'à mi-hauteur. Battez 5 œufs avec un peu de lait dans un bol. Salez, poivrez, puis versez sur les légumes. Faites cuire au four à 180 °C (th. 6) pendant 30 min.

MOTIVATION

Trop envie d'une pizza (allez, c'est vendredi) !

Ok pour la pizzeria, mais commandez une demi-pizza aux légumes avec une salade verte en complément, et la sauce à part (c'est possible dans la majorité des pizzerias). Commandez également une eau pétillante avec ¼ de citron (l'acidité naturelle du citron permet de réduire de 25 % l'impact du repas sur la glycémie).

MES TRACKERS

Coloriez votre niveau de statisfaction :

Zéro stress									☺
Zéro envies de sucre									☺
Zéro IG élevé									☺
Training/séance feel good									☺

NOTES

-
-
-
-
-
-
-

Heure	Ce que j'ai mangé/bu (repas, collations, boissons en g)	Sucres raffinés (en g)

TOTAL : ....

En sucres
(COLORIEZ : ▭ = 5

SAMEDI

MOTIVATION

J'ai mal au ventre.

Dans l'alimentation à IG bas, les légumineuses (pois chiches, haricots rouges…) sont des stars, mais vous ne les digérez pas bien ? Faites-les tremper toute la nuit dans un grand volume d'eau, puis cuire avec un peu d'algue kombu (elle réduit le temps de cuisson et améliore la digestibilité). Salez toujours en fin de cuisson (pour éviter que les légumineuses durcissent).

FOOD

Crackers au lin et au pavot

(pour 25 crackers)

Mélangez 100 g de farine intégrale d'épeautre avec 25 g de graines de lin et 25 g de graines de pavot. Ajoutez ½ c. à c. de sel et 25 g d'huile d'olive. Mélangez et étalez cette pâte au rouleau sur une plaque recouverte de papier cuisson, puis découpez des triangles. Enfournez pour 15 à 20 min à 180 °C (th. 6).

SPORT

Cardio-training fesses et cuisses

- 20 squats
- 20 sumo squats
- 20 fentes
- 20 levers de bassin
- 20 kick ups

Allez-y à fond !

1 à 2 min de récup' entre chaque exercice.

Faites ce circuit 2 à 3 fois.

Petit déj'

Café noir
Pain de seigle complet
+ comté
Salade de fruits frais

Déjeuner

Crackers au lin et au pavot + houmous
Steak de soja
Courgettes grillées
Melon

Dîner

Jambon de volaille
Restes de courgettes du déjeuner + quinoa
Petits-suisses nature
+ vanille

NOTES

-
-
-
-
-
-
-

MES TRACKERS

Coloriez votre niveau de statisfaction :

Zéro stress

Zéro envies de sucre

Zéro IG élevé

Training/séance feel good

Heure	Ce que j'ai mangé/bu (repas, collations, boissons en g)	Sucres raffinés (en g)

En sucres

(COLORIEZ : = 5G)

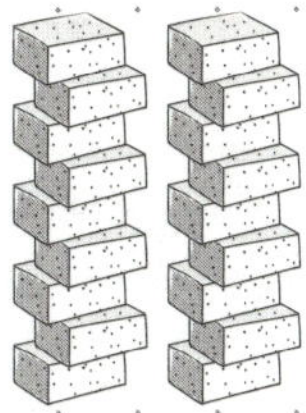

TOTAL : ………..

DIMANCHE

Petit déj'
Thé matcha au lait d'amande
Pancakes + compote de pommes

Déjeuner
Concombre
+ vinaigrette
Dos de cabillaud vapeur
Riz cantonais healthy
Yaourt au soja nature
+ morceaux de pêche

Dîner
Artichaut + vinaigrette
Œuf coque + mouillettes de pain intégral
Salade de mesclun
+ comté + vinaigrette
Abricots

FOOD

Riz cantonais healthy (pour 4 personnes)

Faites cuire 200g de riz basmati. Réhydratez 15g de champignons noirs dans de l'eau bouillante, puis coupez-les finement. Faites cuire 100g de petits pois surgelés et 2 œufs en omelette, puis coupez-les en lamelles. Pelez et hachez 1 oignon, faites-le revenir avec 1 c. à s. d'huile d'olive. Ajoutez les champignons, 100g d'allumettes de jambon et laissez cuire 5 min. Intégrez les autres ingrédients et 3 c. à s. de sauce soja.

BIEN-ÊTRE

Top 4 des HE relaxantes et antistress

- Camomille romaine ou noble, calmante
- Lavande officinale, antistress
- Ylang-ylang, relaxante
- Petit grain bigarade, rééquilibrant nerveux

Mettez quelques gouttes de l'HE de votre choix dans un diffuseur, allongez-vous et relaxez-vous en les respirant 30 min.

MOTIVATION

Yeah, c'est cheat meal day !

Conservez votre cheat meal quand vous avez un repas prévu au resto (ou sélectionnez des plats à IG bas : viande ou poisson grillé, poêlée de légumes, riz basmati, patate douce…). En dessert : café avec chocolat noir à 70% de cacao ou salade de fruits frais.

MES TRACKERS

Coloriez votre niveau de statisfaction :

Zéro stress ☐☐☐☐☐☐☐☐ ☺
Zéro envies de sucre ☐☐☐☐☐☐☐☐ ☺
Zéro IG élevé ☐☐☐☐☐☐☐☐ ☺
Training/séance feel good ☐☐☐☐☐☐☐☐ ☺

NOTES

•
•
•
•
•
•

Heure	Ce que j'ai mangé/bu (repas, collations, boissons en g)	Sucres raffinés (en g)

En sucres
(COLORIEZ : ▭ =

TOTAL : ....

Mon bilan semaine 1

Mes victoires

Mes petits échecs

Niveau bien-être, comment je me suis sentie ?

Sucres raffinés consommés par jour (en moyenne) :

Comment j'ai réussi à réduire les céréales raffinées ?

PEUT MIEUX FAIRE ! ☆ ☆ ☆ ☆ ☆ ☆ ☆ ☆ ☆ ☆ AU TOP !

Ce qui m'a aidée à mieux gérer

Ce qui a été compliqué

Ce que je peux faire la semaine prochaine pour progresser :

Cette semaine, vous avez enclenché la vitesse supérieure : manger IG bas pour réguler votre glycémie, mieux maîtriser vos envies et votre appétit, et mincir. Cette alimentation est peut-être assez éloignée de vos habitudes et vous pouvez être un peu déstabilisée par tous ces changements, avec le stress que cela engendre… Pensez à bien suivre les menus proposés et à vous organiser pour les courses et la préparation des repas. Bientôt, cette nouvelle façon de manger deviendra naturelle !

Semaine 2 : IG bas, on continue !

Mon agenda

N'oubliez pas de noter tout ce qui vous aidera à mieux vous organiser cette semaine :
– les horaires pour faire vos courses
– les invitations
– les horaires de meal prep
– vos séances de cardio-training et de bien-être…
– vos rendez-vous

LUN	....	.....h.... : Cardio-training .....h.... : ....h.... :	.....h.... : ....h.... : ....h.... : ....
MA	....	.....h.... : Séance bien-être .....h.... : ....h.... :	.....h.... : ....h.... : ....h.... : ....
MER	....	.....h.... : Séance bien-être .....h.... : ....h.... :	.....h.... : ....h.... : ....h.... : ....
JEU	....	.....h.... : Cardio-training .....h.... : ....h.... :	.....h.... : ....h.... : ....h.... : ....
VEN	....	.....h.... : Séance bien-être .....h.... : ....h.... :	.....h.... : ....h.... : ....h.... : ....
SA	....	.....h.... : Cardio-training .....h.... : ....h.... :	.....h.... : ....h.... : ....h.... : ....
DIM	....	.....h.... : Séance bien-être .....h.... : ....h.... :	.....h.... : ....h.... : ....h.... : ....

MON MEAL PREP

Établissez-le à partir des menus proposés chaque jour et de votre agenda !

Quand préparer ?	Pour quel plat ?	Prévu quand ?	Les préparations (épluchage/découpe/cuisson) que je peux prévoir…

Ce mois-ci, vous pouvez conserver 1 cheat meal par semaine, soit un repas à IG élevé.

MA LISTE DE COURSES

À partir des menus proposés chaque jour, notez ce qu'il vous manque dans votre liste de courses (zéro sucre raffiné, paquet de pâtes blanches ni quiche surgelée, seulement des aliments à IG bas).

- [ ] ....
- [ ] ....
- [ ] ....
- [ ] ....
- [ ] ....
- [ ] ....
- [ ] ....
- [ ] ....
- [ ] ....
- [ ] ....
- [ ] ....
- [ ] ....
- [ ] ....
- [ ] ....
- [ ] ....
- [ ] ....
- [ ] ....
- [ ] ....
- [ ] ....
- [ ] ....
- [ ] ....
- [ ] ....
- [ ] ....
- [ ] ....
- [ ] ....
- [ ] ....
- [ ] ....
- [ ] ....
- [ ] ....
- [ ] ....
- [ ] ....
- [ ] ....
- [ ] ....

LUNDI

Petit déj'
Thé citron
Flocons d'avoine
+ yaourt nature et
morceaux d'ananas

Déjeuner
Buddha bowl au saumon
Pomme

Dîner
Patate douce rôtie
au four et aubergines
vapeur, sauce tomate
Faisselle de chèvre
+ fraises

FOOD

Buddha bowl au saumon (pour 1 personne)

Faites sauter 1 petite courgette coupée en morceaux avec de l'huile d'olive pendant 10 min. Coupez en dés 1 pavé de saumon et faites-le cuire à la vapeur. Rincez 100 g de pois chiches. Assemblez les ingrédients dans un grand bol sans les mélanger, en les plaçant côte à côte harmonieusement, ajoutez un peu de mâche et de carottes râpées et saupoudrez de graines de courge.

MOTIVATION

Ma motivation est down...

Le lundi est parfois synonyme de coup de mou. Motivez-vous avec l'HE de sapin baumier (Abies balsamea), qui favorise la libération des endorphines et redonne courage et optimisme !
2 gouttes sur la face interne des poignets, frottez et respirez.

SPORT

Cardio-training outdoor

- Échauffement : 5 min (petit trot, enrouler d'épaules…)
- Talons-fesses : 2 min
- Jumping jacks : 3 x 40
- Pas chassés : 2 min
- Sauts : 3 x 25
- Chaise : 3 x 1 min

Terminez par un running de 15 à 20 min.

MES TRACKERS

Coloriez votre niveau de statisfaction :

Zéro stress
Zéro envies de sucre
Zéro IG élevé
Training/séance feel good

NOTES

•
•
•
•
•
•
•

Heure	Ce que j'ai mangé/bu (repas, collations, boissons en g)	Sucres raffinés (en g)

TOTAL : ....

En sucres
(COLORIEZ : =

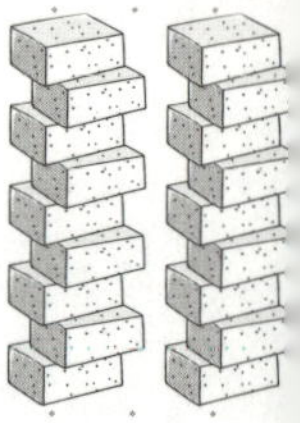

MARDI

FOOD

Wok de crevettes aux légumes

(pour 4 personnes)

Pelez et émincez 1 oignon. Faites-le revenir avec 2 c. à s. d'huile d'olive dans un wok. Ajoutez 2 courgettes et 1 poivron coupés en morceaux, 3 c. à s. de sauce soja, un peu de gingembre et de piment de Cayenne et laissez cuire à feu vif en mélangeant 5 min. Ajoutez 400 g de crevettes décortiquées cuites, et faites cuire 3 min.

BIEN-ÊTRE

Instant cocooning

On a besoin de ne rien faire de temps en temps, pour vraiment se relaxer : un bon livre et lovez-vous dans le canapé ou dans un fauteuil. Détendez-vous 1 ou 2 h, c'est une parenthèse qui vous permettra d'être ensuite plus sereine et plus performante, de quoi bien suivre votre programme zéro sucre.

Petit déj'

Thé matcha
Pain de seigle complet
+ fromage frais
Fruit frais

Déjeuner

Brochette de dinde au curry
Salade de boulgour, tomate, concombre, menthe, abricots secs
+ vinaigrette
Pastèque

Dîner

Wok de crevettes aux légumes et vermicelles de soja (sans amidon de maïs ou de pomme de terre)
Yaourt nature + compote sans sucre

MOTIVATION

Les frites me manquent trop ! Quand vous avez envie de frites, préparez de préférence des frites de patate douce au four ! Si vous avez envie de frites de pomme de terre, consommez-en 1 poignée avec des légumes cuits en plus grande quantité : les fibres font baisser l'IG global du repas. Buvez aussi 1 verre d'eau citronnée.

NOTES

-
-
-
-
-
-
-

MES TRACKERS

Coloriez votre niveau de statisfaction :

Zéro stress ☐☐☐☐☐☐☐☐ ☺

Zéro envies de sucre ☐☐☐☐☐☐☐☐ ☺

Zéro IG élevé ☐☐☐☐☐☐☐☐ ☺

Training/séance feel good ☐☐☐☐☐☐☐☐ ☺

Heure	Ce que j'ai mangé/bu (repas, collations, boissons en g)	Sucres raffinés (en g)

TOTAL : ....

En sucres

(COLORIEZ : ▭ = 5G)

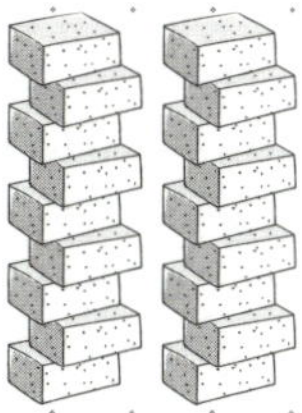

MERCREDI

Petit déj'
Rooibos au citron
Biscottes complètes
+ beurre
Fromage blanc + compote
sans sucre

Déjeuner
Carottes râpées
+ vinaigrette
Brochette de poulet
à la tomate
Spaghettis semi-complets
cuits *al dente*
Fromage blanc + fraises

Dîner
Omelette aux fines herbes
Ratatouille
Comté
Compote sans sucre
Pain intégral

FOOD

Brochette de poulet à la tomate

(pour 4 personnes)
Coupez en cubes 400 g de blanc de poulet et faites-le mariner 1 h avec 2 c. à s. de sauce soja, 2 c. à s. d'huile d'olive, ½ c. à c. de paprika, 3 bonnes pincées de gingembre et 3 pincées d'ail en poudre. Coupez 3 tomates en morceaux et alternez viande et tomate sur les brochettes. Faites cuire à la plancha 10 min en retournant à mi-cuisson.

MOTIVATION

Je sens une baisse d'énergie…

Vous pouvez ressentir une baisse temporaire d'énergie, le temps que votre organisme s'habitue à recevoir moins d'IG élevés et qu'il régule la glycémie. Faites le plein de vitamine C avec les fruits de saison, cocoonez-vous 1 fois par semaine et dormez suffisamment.

BIEN-ÊTRE

Séance hygge

La tendance cocooning des pays scandinaves ! Plus qu'une zen attitude, c'est un véritable art de vivre : cultiver ses petits bonheurs, prendre du temps pour soi, se réconforter, profiter de soirées chaleureuses en famille ou entre amis… Essayez : invitez des copines à regarder une comédie musicale ou sentimentale en sirotant un chai latte !

MES TRACKERS

Coloriez votre niveau de statisfaction :

Zéro stress

Zéro envies de sucre

Zéro IG élevé

Training/séance feel good

NOTES

•
•
•
•
•
•
•

Heure	Ce que j'ai mangé/bu (repas, collations, boissons en g)	Sucres raffinés (en g)

En sucres

(COLORIEZ : 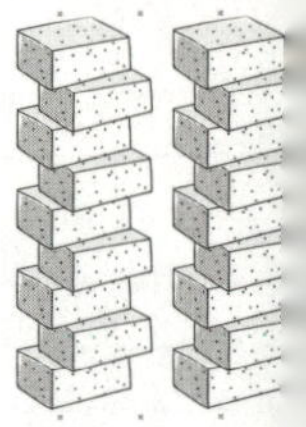 =

TOTAL : …………

JEUDI

SPORT

Fitness outdoor

- Échauffement : 5 min (petit trot, enrouler d'épaules…)
- Fentes en appui contre un arbre : 3 x 20 de chaque côté
- Squats : 3 x 25
- Pompes debout contre un arbre : 3 x 12
- Dips contre une souche : 3 x 12

2 min de récup' entre chaque série et une pause de 2 à 3 min entre chaque exercice.

FOOD

Crêpes de sarrasin

(pour 4 personnes)
Mélangez 180 g de farine de sarrasin avec 1 c. à c. de sel et 1 œuf. Ajoutez de l'eau jusqu'à ce que la pâte forme un ruban. Entreposez au frais 1 h. Ajoutez un peu d'eau si besoin et faites cuire dans une poêle antiadhésive légèrement graissée. Ajoutez 1 tranche de jambon, un peu de fromage, repliez les bords et retournez la crêpe pour cuire l'autre côté.

Petit déj'

Café noir
Pain intégral + comté
Fruit frais

Déjeuner

Salade de lentilles et feta à l'échalote + vinaigrette
Steak grillé
Brocoli sauté
Poire

Dîner

Crêpe de sarrasin
Salade verte
+ vinaigrette
Petits-suisses nature
+ coulis de mangue

MOTIVATION

J'ai envie de craquer sur des confiseries ! Vous n'êtes pas à l'abri d'envies de confiseries, surtout si votre entourage en consomme ! Prenez 1 poignée de fruits secs à IG bas (abricots ou figues) et oléagineux (amandes, noisettes, noix de cajou…).

NOTES

-
-
-
-
-
-
-

MES TRACKERS

Coloriez votre niveau de statisfaction :

Zéro stress

Zéro envies de sucre

Zéro IG élevé

Training/séance feel good

Heure	Ce que j'ai mangé/bu (repas, collations, boissons en g)	Sucres raffinés (en g)

TOTAL : ....

En sucres

(COLORIEZ : ▬ = 5G)

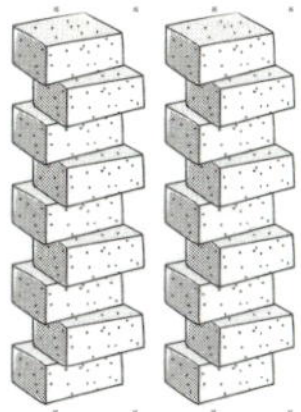

VENDREDI

Petit déj'

Thé matcha au lait d'amande
Biscottes complètes + lamelles d'avocat et graines de sésame

Déjeuner

Steak de seitan
Tomates cocktail rôties au four et semoule complète
Melon

Dîner

Tartine de pain intégral + avocat en lamelles
Filet de colin au four
Haricots verts sautés à l'ail et quinoa
Yaourt au soja + compote sans sucre

MOTIVATION

Je suis invitée !

C'est vendredi et vous êtes invitée à dîner chez des amis ? Sortez votre carte joker (cheat meal). Pour éviter les dérives excessives (un cheat meal n'est pas un repas où tout est permis !), évitez d'arriver affamée et prenez si besoin un snack healthy dans l'après-midi. Mangez raisonnablement à ce dîner et reprenez votre programme le lendemain.

FOOD

Tomates cocktail rôties au four

(pour 4 personnes)
Lavez 800 g de tomates cocktail et mettez-les dans un plat antiadhésif. Ajoutez 1 c. à s. d'herbes de Provence, du sel et 1 c. à s. d'huile d'olive. Enfournez à 180 °C (th. 6) pour 25 min. Enlevez les tomates et versez 1 c. à s. de vinaigre balsamique pour décoller les sucs de cuisson. Versez la sauce sur les tomates.

BIEN-ÊTRE

Massage bien-être

Pour réduire le stress et soulager les tensions, stimulez le point situé entre votre pouce et votre index, au niveau du creux. Formez une pince avec le pouce et l'index de l'autre main et massez pendant 3 min.

MES TRACKERS

Coloriez votre niveau de statisfaction :

- *Zéro stress* ☐☐☐☐☐☐☐☐ ☺
- *Zéro envies de sucre* ☐☐☐☐☐☐☐☐ ☺
- *Zéro IG élevé* ☐☐☐☐☐☐☐☐ ☺
- *Training/séance feel good* ☐☐☐☐☐☐☐☐ ☺

NOTES

•
•
•
•
•
•
•

Heure	Ce que j'ai mangé/bu (repas, collations, boissons en g)	Sucres raffinés (en g)

TOTAL : ....

En sucres
(COLORIEZ : =

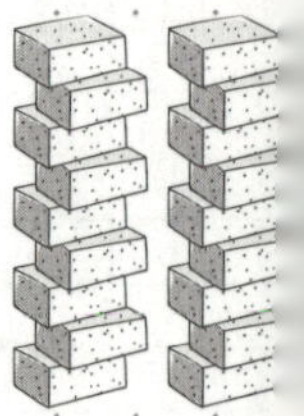

SAMEDI

SPORT

Fitness morning 10 min

Profitez du week-end pour faire des exercices de fitness le matin !

- Étirements haut et bas du corps : 3 min
- Planche : 3 x 45 s
- Chaise : 3 x 30 s
- Jumping jacks : 3 x 30

Prenez 2 min de récup' entre chaque exercice.

FOOD

Papillote de saumon sur lit de courgettes

(pour 2 personnes)

Pelez et émincez 1 oignon, puis faites-le revenir avec 1 c. à s. d'huile d'olive 5 min. Lavez et taillez en tagliatelles 2 courgettes fines. Mettez les légumes au centre d'une feuille de papier cuisson, ajoutez 2 pavés de saumon, salez, poivrez et fermez la papillote. Enfournez pour 20 min à 180 °C (th. 6).

Petit déj'

Thé au jasmin
40 g de flocons d'avoine avec 1 yaourt au soja et 50 g de fruits coupés en morceaux

Déjeuner

Papillote de saumon sur lit de courgettes
Riz basmati semi-complet
Nectarine

Dîner

Œuf mollet
Salade de mâche, carottes râpées, tomate + vinaigrette
Yaourt nature + morceaux d'abricots
Pain intégral

MOTIVATION

J'ai l'impression de ne pas progresser...

À ce stade de votre programme, il est bien de faire régulièrement le point sur vos progrès avec une personne ressource, celui ou celle qui vous encourage dans votre démarche. Évoquez vos belles réussites et vos petits échecs, vous serez reboostée pour la suite du programme !

NOTES

-
-
-
-
-
-
-

MES TRACKERS

Coloriez votre niveau de satisfaction :

Zéro stress

Zéro envies de sucre

Zéro IG élevé

Training/séance feel good

Heure	Ce que j'ai mangé/bu (repas, collations, boissons en g)	Sucres raffinés (en g)

TOTAL : ....

En sucres

(COLORIEZ : ▭ = 5G)

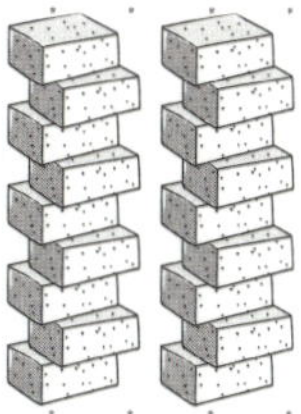

DIMANCHE

Petit déj'
Boisson végétale aux amandes + cacao sans sucre
Pancakes + compote sans sucre

Déjeuner
Carpaccio de bœuf sur lit de roquette
Taboulé à la semoule complète
Pastèque

Dîner
Omelette aux asperges
Salade de tomates + vinaigrette
Tomme de brebis
Compote sans sucre
Pain intégral

BIEN-ÊTRE

Rouron-thérapie

Si vous avez un chat, câlinez-le ! Son ronronnement a des vertus apaisantes. Vous avez un chien ? Câlinez-le aussi ! Caresser son animal de compagnie permet de sécréter des endorphines (hormone du bien-être) et de l'ocytocine (hormone de l'attachement qui renforce la confiance en soi). Ça va vous aider pendant votre programme !

MOTIVATION

J'ai une envie terrible de brunch !

C'est possible en version IG bas ! 1 boisson chaude sans sucre, du pain intégral toasté avec de l'avocat, du beurre ou de la purée d'oléagineux. Faites-vous plaisir avec quelques pancakes (p. 75). N'oubliez pas un aliment protéiné : du jambon, 1 œuf coque… Terminez par 1 fruit frais ou 1 salade de fruits.

FOOD

Omelette aux asperges (pour 2 personnes)

Décongelez 200 g d'asperges assez fines, ôtez les bases un peu dures et faites-les cuire à la vapeur quelques minutes. Coupez-les en morceaux. Battez 4 œufs en omelette, salez et poivrez et ajoutez les asperges. Faites cuire l'omelette dans une poêle antiadhésive légèrement graissée.

MES TRACKERS

Coloriez votre niveau de statisfaction :

Zéro stress ☐☐☐☐☐☐☐☐ ☺
Zéro envies de sucre ☐☐☐☐☐☐☐☐ ☺
Zéro IG élevé ☐☐☐☐☐☐☐☐ ☺
Training/séance feel good ☐☐☐☐☐☐☐☐ ☺

NOTES

•
•
•
•
•
•
•

Heure	Ce que j'ai mangé/bu (repas, collations, boissons en g)	Sucres raffinés (en g)

TOTAL : ....

En sucres
(COLORIEZ : ▭ =

Mon bilan semaine 2

Mes victoires

Mes petits échecs

Niveau bien-être, comment je me suis sentie ?

Sucres raffinés consommés par jour (en moyenne) :

Comment j'ai réussi à réduire les céréales raffinées ? PEUT MIEUX FAIRE ! ☆☆☆☆☆☆☆☆☆☆ AU TOP !

Ce qui m'a aidée à mieux gérer

Ce qui a été compliqué

Ce que je peux faire la semaine prochaine pour progresser :

Cela fait maintenant 2 semaines que vous mangez à IG bas et votre organisme commence à s'y adapter : moins de sécrétions abusives d'insuline et moins de petits creux entre les repas ! Si certains aliments à IG bas ne passent pas (pain intégral, riz complet…), switchez-les par des équivalents (müesli, spaghettis…).

Semaine 3 : IG bas, on tient bon !

Mon agenda

N'oubliez pas de noter tout ce qui vous aidera à mieux vous organiser cette semaine :
– les horaires pour faire vos courses
– les invitations
– les horaires de meal prep
– vos séances de cardio-training et de bien-être…
– vos rendez-vous

LUN	....	.....h.... : Cardio-training	.....h.... : ....
		.....h.... :	.....h.... : ....
		.....h.... :	.....h.... : ....
MA	....	.....h.... : Séance bien-être	.....h.... : ....
		.....h.... :	.....h.... : ....
		.....h.... :	.....h.... : ....
MER	....	.....h.... : Cardio-training	.....h.... : ....
		.....h.... :	.....h.... : ....
		.....h.... :	.....h.... : ....
JEU	....	.....h.... : Séance bien-être	.....h.... : ....
		.....h.... :	.....h.... : ....
		.....h.... :	.....h.... : ....
VEN	....	.....h.... : Cardio-training	.....h.... : ....
		.....h.... :	.....h.... : ....
		.....h.... :	.....h.... : ....
SA	....	.....h.... : Séance bien-être	.....h.... : ....
		.....h.... :	.....h.... : ....
		.....h.... :	.....h.... : ....
DIM	....	.....h.... : Séance bien-être	.....h.... : ....
		.....h.... :	.....h.... : ....
		.....h.... :	.....h.... : ....

Mon meal prep

Établissez-le à partir des menus proposés chaque jour et de votre agenda !

Quand préparer ?	Pour quel plat ?	Prévu quand ?	Les préparations (épluchage/découpe/cuisson) que je peux prévoir…

Ma liste de courses

À partir des menus proposés chaque jour, notez ce qu'il vous manque dans votre liste de courses (zéro sucre raffiné, paquet de pâtes blanches ni quiche surgelée, seulement des aliments à IG bas).

Ce mois-ci, vous pouvez conserver 1 cheat meal par semaine, soit un repas à IG élevé.

☐ ……………………	☐ ……………………	☐ ……………………
☐ ……………………	☐ ……………………	☐ ……………………
☐ ……………………	☐ ……………………	☐ ……………………
☐ ……………………	☐ ……………………	☐ ……………………
☐ ……………………	☐ ……………………	☐ ……………………
☐ ……………………	☐ ……………………	☐ ……………………
☐ ……………………	☐ ……………………	☐ ……………………
☐ ……………………	☐ ……………………	☐ ……………………
☐ ……………………	☐ ……………………	☐ ……………………
☐ ……………………	☐ ……………………	☐ ……………………
☐ ……………………	☐ ……………………	☐ ……………………

LUNDI

Petit déj'
Thé vert
Müesli sans sucre + lait ou boisson végétale sans sucre
Salade de fruits

Déjeuner
Côte de porc première grillée aux fines herbes
Salade d'orge, tomate, concombre, poivron + vinaigrette
Yaourt nature + fruits rouges

Dîner
Cake au jambon
Salade verte + vinaigrette
Compote sans sucre

FOOD

Cake au jambon (pour 5 personnes)
Mélangez 250 g de farine intégrale d'épeautre avec ½ sachet de levure chimique et 1 c. à c. rase de sel. Ajoutez 4 œufs et 150 g de chair de courgette râpée. Mélangez, puis ajoutez 6 cl de vin blanc sec, 4 cl d'huile d'olive et 150 g d'allumettes de jambon. Versez dans un moule à cake antiadhésif et enfournez à 180 °C (th. 6) pour 45 min.

SPORT

Running fractionné 45 *min*

- Échauffement : 5 min de petit trot
- Course à vitesse moyenne : 10 min
- Marche : 2 min
- Course à vitesse moyenne : 15 min
- Marche : 2 min
- Course à vitesse plus élevée : 10 min

MOTIVATION

C'est lundi, je me motive ! Pour vous motiver en début de semaine, répétez à haute voix dès le matin des phrases inspirantes : « Je suis capable de supprimer le sucre aujourd'hui », « Je mange des aliments sains pour ma santé et mon bien-être », « L'échec est seulement l'opportunité de recommencer de façon plus intelligente » *Go, girl !*

MES TRACKERS

Coloriez votre niveau de satisfaction :

Zéro stress
Zéro envies de sucre
Zéro IG élevé
Training/séance feel good

NOTES

•
•
•
•
•
•
•

Heure	Ce que j'ai mangé/bu (repas, collations, boissons en g)	Sucres raffinés (en g)

En sucres
(COLORIEZ : ▬ =

TOTAL : ....

MARDI

BIEN-ÊTRE

Inspiration

S'inspirer, c'est bon pour la positive attitude et la motivation. Et la créativité a des bienfaits prouvés sur la confiance en soi ! Inspirez-vous des comptes Instagram de cuisine healthy, voire à IG bas : @passionnutrition, @megalowfood, @mail0ves… Sur un carnet, dressez la liste d'aliments et décorez la page avec des dessins.

FOOD

Taboulé de quinoa

(pour 4 personnes)

Faites cuire 120 g de quinoa à l'eau bouillante salée. Pelez et coupez en morceaux 1 avocat. Hachez 1 oignon rouge. Coupez 100 g de feta en dés et ciselez 30 feuilles de menthe. Mélangez tous les ingrédients avec le jus d'½ citron et 2 c. à s. d'huile d'olive.

MOTIVATION

Au secours : les odeurs de viennoiseries sont irrésistibles !

Difficile de résister aux odeurs de viennoiseries quand vous allez acheter votre pain intégral à la boulangerie ? Achetez votre pain après un repas et prenez plusieurs pains, à congeler tranché, pour éviter d'y aller souvent !

Petit déj'

Café noir
Biscottes complètes
+ purée d'amandes
Compote sans sucre

Déjeuner

Gaspacho de tomates
Sardines grillées
Taboulé de quinoa
Melon

Dîner

Œufs brouillés aux fines herbes
Salade de mâche
+ vinaigrette
Fromage blanc
+ morceaux d'ananas
Pain intégral

NOTES

•
•
•
•
•
•
•

MES TRACKERS

Coloriez votre niveau de statisfaction :

Zéro stress
Zéro envies de sucre
Zéro IG élevé
Training/séance feel good

Heure	Ce que j'ai mangé/bu (repas, collations, boissons en g)	Sucres raffinés (en g)

En sucres

(COLORIEZ : = 5G)

TOTAL : ....

MERCREDI

Petit déj'
Thé vert menthe
Bowl cake
pomme-cannelle

Déjeuner
Salade mexicaine
Yaourt au soja
+ morceaux de pomme cuite
Pain intégral

Dîner
Jambon blanc
Salade grecque (tomate, concombre, feta, menthe) + vinaigrette
Pastèque
Pain intégral

MOTIVATION

Depuis que je mange à IG bas, j'ai souvent mal au ventre...

Manger à IG bas peut transitoirement perturber le transit à cause de l'apport en fibres augmenté. Rassurez-vous : cela devrait se réguler naturellement, le temps que la flore intestinale se renforce. En attendant, mastiquez bien et évitez les légumes secs (lentilles, pois chiches...) et l'excès de crudités.

SPORT

Fitness lower body

- Échauffement : 5 min (petit trot, enrouler d'épaules...)
- Sumo squats : 3 x 20
- Fentes : 3 x 25 de chaque côté
- Levers de bassin : 3 x 20
- Planche : 3 x 1 min
- Planche latérale : 3 x 45 s de chaque côté

Prenez 1 min de récup' après chaque exercice et 2 min de repos entre chaque série.

FOOD

Salade mexicaine (pour 2 à 3 personnes)

Égouttez et rincez 1 boîte de haricots rouges. Pelez et hachez 1 oignon rouge. Décortiquez 20 gambas cuites. Coupez en morceaux 1 avocat, 2 tomates et 1 poivron rouge. Mélangez, assaisonnez avec de la vinaigrette à l'huile d'olive et décorez de coriandre ciselée.

MES TRACKERS

Coloriez votre niveau de satisfaction :

Zéro stress

Zéro envies de sucre

Zéro IG élevé

Training/séance feel good

NOTES

•
•
•
•
•
•
•

Heure	Ce que j'ai mangé/bu (repas, collations, boissons en g)	Sucres raffinés (en g)

TOTAL : ....

En sucres
(COLORIEZ : =

JEUDI

MOTIVATION

Je reste fatiguée… Votre corps n'est peut-être pas encore complètement habitué. Pensez à l'éleuthérocoque, la plante anti-fatigue par excellence et adaptogène : elle favorise l'adaptation du corps pour faire face à la fatigue, au stress… En infusion (1 à 2 tasses par jour, avant 16 heures) ou en gélules, en cure de 2 à 3 semaines.

BIEN-ÊTRE

Massage du visage

Matin ou soir, massez chaque zone de votre visage avec vos doigts, face à un miroir, et concentrez-vous sur l'intensité des mouvements sur votre peau, sans penser à rien d'autre. Cela permet d'être dans l'instant présent, de se connecter à soi-même et de relâcher les tensions.

FOOD

Salade jar (pour 1 personne)

Lavez 1 poignée de jeunes pousses et mettez-les dans le fond d'un grand bocal. Ajoutez 6 c. à s. de lentilles vertes cuites, 50 g de chou rouge émincé, 100 g de miettes de thon à l'huile d'olive (égoutté), 1 tomate coupée en petits morceaux, un peu d'oignon rouge haché et quelques radis émincés. Salez et poivrez. Fermez votre jar.

Petit déj'

Thé vert + citron
Biscottes complètes
+ beurre
Fromage blanc nature
+ fruits rouges

Déjeuner

Salade jar jeunes pousses et lentilles
Faisselle nature
+ compote sans sucre

Dîner

Aiguillettes de canard poêlées
Haricots verts sautés à l'ail
Comté
Nectarine
Pain intégral

NOTES

-
-
-
-
-
-
-

MES TRACKERS

Coloriez votre niveau de statisfaction :

Zéro stress										☺
Zéro envies de sucre										☺
Zéro IG élevé										☺
Training/séance feel good										☺

Heure	Ce que j'ai mangé/bu (repas, collations, boissons en g)	Sucres raffinés (en g)

En sucres

(COLORIEZ : ▭ = 5G)

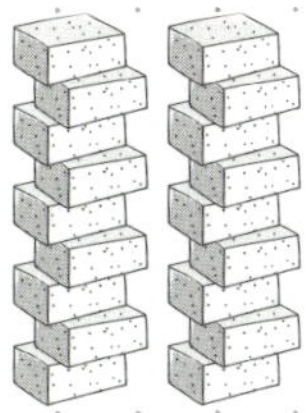

TOTAL : ....

VENDREDI

Petit déj'
40g de flocons d'avoine + 1 yaourt nature et 100g de compote de pommes sans sucre (mélangez le tout la veille)

Déjeuner
Tomate-mozzarella
Steak de soja
Ratatouille + semoule complète
Pastèque

Dîner
Gaspacho de courgettes
Restes de ratatouille et de semoule
Yaourt nature
+ morceaux d'abricots

FOOD

Gaspacho de courgettes
(pour 4 personnes)
Pelez et hachez 1 gousse d'ail. Lavez et faites cuire au cuit-vapeur 400g de courgettes (elles doivent rester fermes). Mixez les courgettes avec l'ail, 20 feuilles de menthe, du sel, 1 c. à s. d'huile d'olive et 1 c. à s. de vinaigre. Dégustez très frais.

SPORT

Fitness upper body

- Échauffement : 2 min (petit trot, enrouler d'épaules…)
- Élévations latérales (avec bouteilles d'eau ou haltères) : 3 x 20
- Élévations frontales (avec bouteilles d'eau ou haltères) : 3 x 20
- L'oiseau : 3 x 15
- Dips : 3 x 15
- Demi-pompes : 3 x 20

Prenez 1 min de récup' entre chaque exercice.

MOTIVATION

J'ai une énorme envie de pizza! Les envies d'aliments à IG élevé peuvent être encore présentes, surtout le vendredi. Ne vous frustrez pas, mais remplacez par des IG bas : une pizza avec une pâte maison à la farine de blé intégrale (150g de farine + 1 c. à c. rase de sel + 4g de levure de boulangerie + 1 c. à s. d'huile d'olive + 10cl d'eau). Servez-vous 1 part (1/3) avec de la salade verte!

♡ MES TRACKERS ♡

Coloriez votre niveau de statisfaction :

Zéro stress ☐☐☐☐☐☐☐☐ ☺
Zéro envies de sucre ☐☐☐☐☐☐☐☐ ☺
Zéro IG élevé ☐☐☐☐☐☐☐☐ ☺
Training/séance feel good ☐☐☐☐☐☐☐☐ ☺

NOTES

•
•
•
•
•
•
•

Heure	Ce que j'ai mangé/bu (repas, collations, boissons en g)	Sucres raffinés (en g)

En sucres
(COLORIEZ : = 5

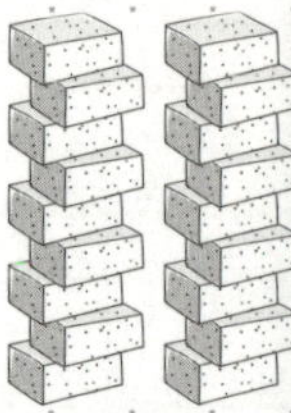

TOTAL : ....

SAMEDI

FOOD

Wok de légumes au tofu
(pour 2 personnes)
Pelez et émincez 1 oignon. Faites-le revenir avec 2 c. à s. d'huile de coco dans un wok. Ajoutez 2 courgettes coupées en morceaux et faites sauter 5 min à feu vif en mélangeant. Ajoutez 2 c. à s. de sauce soja, saupoudrez de curry et ajoutez 100 g de tofu fumé. Faites chauffer encore quelques minutes, saupoudrez de cacahuètes concassées et de coriandre ciselée.

MOTIVATION

J'ai une énorme envie d'un bon plat de pâtes !
Choisissez des spaghettis (à IG bas), de préférence semi-complets : 150 g cuits accompagnés de légumes cuits (courgettes, ratatouille…) : leurs fibres font baisser l'IG global du repas. Les autres pâtes (coquillettes, penne…) doivent être choisies dans leur version intégrale pour être à IG bas.

BIEN-ÊTRE

Séance de hammam
C'est samedi, profitez-en pour vous offrir une séance de hammam entre copines ! Effet relaxation garanti et exit cellules mortes ! De quoi donner envie de s'occuper de son corps et de suivre votre programme de façon encore plus assidue !

Petit déj'
Café noir
Pain de seigle complet
+ fromage frais
Fruits frais

Déjeuner
Wok de légumes au tofu
Riz basmati
semi-complet
Ananas

Dîner
Rôti de porc froid
Salade de mâche,
carottes râpées,
tomates cerise, comté
+ vinaigrette
Pomme
Pain intégral

NOTES

-
-
-
-
-
-
-

MES TRACKERS

Coloriez votre niveau de statisfaction :

Zéro stress									☺
Zéro envies de sucre									☺
Zéro IG élevé									☺
Training/séance feel good									☺

Heure	Ce que j'ai mangé/bu (repas, collations, boissons en g)	Sucres raffinés (en g)

TOTAL : ....

En sucres
(COLORIEZ : ▭ = 5G)

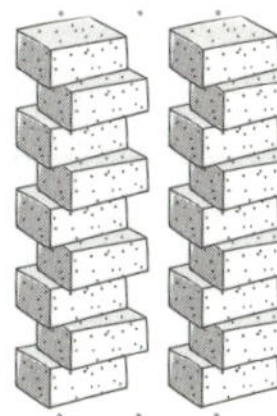

DIMANCHE

Petit déj'
Thé vert menthe
Pain intégral + beurre
Yaourt nature
+ compote sans sucre

Déjeuner
Magret de canard grillé
(évitez la peau)
Ratatouille + boulgour
Mangue

Dîner
Salade de carottes
aux groseilles
Quinoa et aubergines,
sauce tomate + râpé
Compote sans sucre

MOTIVATION

SOS : comment je fais à l'apéro?

Choisissez 1 verre (un seul!) de vin rouge, rosé ou blanc, ou champagne. Si vous préférez un apéritif sans alcool, prenez un smoothie de fruits frais, une eau pétillante ou un jus de tomates. Accompagnez de tomates cerise, houmous ou caviar d'aubergines et bâtonnets de carottes, quelques amandes…

FOOD

Salade de carottes aux groseilles

(pour 4 personnes)

Lavez 4 carottes, mixez-les jusqu'à la consistance d'un boulgour. Assaisonnez-les avec de la vinaigrette à l'huile d'olive, puis ajoutez 50 g de groseilles et 1 poignée de noix de cajou. Décorez de menthe ciselée et servez.

BIEN-ÊTRE

Feng shui

Aujourd'hui, séance déco feel good! Le feng shui peut améliorer la qualité du sommeil (donc réduire la faim et les envies de manger) en favorisant la circulation de l'énergie. Réaménagez votre chambre pour pouvoir y circuler facilement, ne placez pas le lit en face de la porte, n'ayez aucun placard ouvert. Préférez les éclairages doux et évitez les grands miroirs face au lit!

♡ MES TRACKERS ♡

Coloriez votre niveau de statisfaction :

Zéro stress ☐☐☐☐☐☐☐☐ ☺
Zéro envies de sucre ☐☐☐☐☐☐☐☐ ☺
Zéro IG élevé ☐☐☐☐☐☐☐☐ ☺
Training/séance feel good ☐☐☐☐☐☐☐☐ ☺

NOTES

-
-
-
-
-
-
-

Heure	Ce que j'ai mangé/bu (repas, collations, boissons en g)	Sucres raffinés (en g)

En sucres
(COLORIEZ : ▭ = 5

TOTAL : ....

Mon bilan semaine 3

Mes victoires

Mes petits échecs

Niveau bien-être, comment je me suis sentie ?

Sucres raffinés consommés par jour (en moyenne) :

Comment j'ai réussi à réduire les céréales raffinées ? PEUT MIEUX FAIRE ! ☆☆☆☆☆☆☆☆☆☆ AU TOP !

Ce qui m'a aidée à mieux gérer

Ce qui a été compliqué

Ce que je peux faire la semaine prochaine pour progresser :

Cette 3e semaine, vous avez peut-être davantage eu envie de manger des aliments à IG élevé auxquels vous étiez habituée : les pizzas du vendredi soir, les frites, les assiettes de penne, un morceau de baguette blanche… Vous avez vu qu'on peut généralement y trouver une alternative healthy à IG bas (pizza faite maison à la farine intégrale, apéro healthy…) et se régaler !

Semaine 4 :
IG bas, on y est !

Mon agenda

N'oubliez pas de noter tout ce qui vous aidera à mieux vous organiser cette semaine :
– les horaires pour faire vos courses
– les invitations
– les horaires de meal prep
– vos séances de cardio-training et de bien-être…
– vos rendez-vous

LUN	.....h.... : Cardio-training .....h.... : ....h.... :	.....h.... : ....h.... : ....h.... : ....
MA	.....h.... : Séance bien-être .....h.... : ....h.... :	.....h.... : ....h.... : ....h.... : ....
MER	.....h.... : Cardio-training .....h.... : ....h.... :	.....h.... : ....h.... : ....h.... : ....
JEU	.....h.... : Séance bien-être .....h.... : ....h.... :	.....h.... : ....h.... : ....h.... : ....
VEN	.....h.... : Cardio-training .....h.... : ....h.... :	.....h.... : ....h.... : ....h.... : ....
SA	.....h.... : Séance bien-être .....h.... : ....h.... :	.....h.... : ....h.... : ....h.... : ....
DIM	.....h.... : Séance bien-être .....h.... : ....h.... :	.....h.... : ....h.... : ....h.... : ....

Mon meal prep

Établissez-le à partir des menus proposés chaque jour et de votre agenda !

Quand préparer ?	Pour quel plat ?	Prévu quand ?	Les préparations (épluchage/découpe/cuisson) que je peux prévoir…

Ma liste de courses

À partir des menus proposés chaque jour, notez ce qu'il vous manque dans votre liste de courses (zéro sucre raffiné, paquet de pâtes blanches ni quiche surgelée, seulement des aliments à IG bas).

Ce mois-ci, vous pouvez conserver 1 cheat meal par semaine, soit un repas à IG élevé.

☐	☐	☐ ....
☐	☐	☐ ....
☐	☐	☐ ....
☐	☐	☐ ....
☐	☐	☐ ....
☐	☐	☐ ....
☐	☐	☐ ....
☐	☐	☐ ....
☐	☐	☐ ....
☐	☐	☐ ....
☐	☐	☐ ....

LUNDI

Petit déj'
Thé vert agrumes
Flocons d'avoine
+ fromage blanc + fruits rouges

Déjeuner
Steak haché à 5% de MG au gril + moutarde
Quinoa + poivrons grillés
Yaourt nature
+ compote sans sucre

Dîner
Virgin mojito fraises
Pizza jambon fromage (pâte à la farine intégrale)
Salade verte
+ vinaigrette
Melon

FOOD

Virgin mojito fraises
(pour 1 personne)
Coupez en petits morceaux 50 g de fraises bien parfumées et mettez-les dans un verre. Ajoutez 5 cl d'eau de coco, 1 c. à c. de jus de citron et quelques feuilles de menthe ciselées. Laissez infuser 1 h au frais, puis versez 5 cl d'eau pétillante. Dégustez.

SPORT

Running (niveau avancé)

- Petit trot : 5 min
- Course à 8 km/h : 15 à 20 min
- Fractionné (accélération sur 1 min et petit trot sur 1 min) : 5 à 10 min
- Course à 10 km/h : 15 à 20 min
- Marche rapide : 3 min

MOTIVATION

C'est lundi, je me motive !
Le matin, notez sur un carnet 3 petits objectifs qui vous aideront à tenir votre programme zéro sucre toute la journée. Par exemple : préparer des snacks à IG bas, boire un verre d'eau citronnée au début de chaque repas...

MES TRACKERS

Coloriez votre niveau de statisfaction :

Zéro stress
Zéro envies de sucre
Zéro IG élevé
Training/séance feel good

NOTES

Heure	Ce que j'ai mangé/bu (repas, collations, boissons en g)	Sucres raffinés (en g)

TOTAL : ....

En sucres
(COLORIEZ : =

MARDI

FOOD

Granola salé (pour 4 personnes)

Mélangez 40 g de flocons d'avoine et 15 g de son d'avoine. Ajoutez 4 pincées de sel, 25 g d'huile de coco et 30 g de graines (amandes concassées, graines de courge…). Mélangez et enfournez pour 15 à 20 min à 180 °C (th. 6). Laissez refroidir 30 min.

MOTIVATION

Oups, j'ai craqué sur un aliment à IG élevé (frites, chips, pizza…)

Ne baissez surtout pas les bras en pensant que c'est foutu, reprenez simplement le programme demain (sans monter sur la balance !). Vous avez peut-être besoin de mieux vous organiser (bien prévoir vos courses pour ne pas être prise au dépourvu, vos collations saines « anti-craquage »).

BIEN-ÊTRE

Sophro antistress

Debout ou assise, prenez quelques profondes respirations pour vous relaxer. Expirez. Prenez maintenant une profonde inspiration par le nez. Gardez l'air quelques secondes dans vos poumons tout en créant une contraction douce dans l'intégralité de votre corps. Soufflez, et relâchez. Prenez le temps de savourer le relâchement… Rouvrez les yeux, déstressée !

Petit déj'

Café noir
Pain intégral au levain
+ beurre
Yaourt au soja nature
+ compote sans sucre

Déjeuner

Filets de rougets grillés
+ granola salé
Purée de patates douces
Salade verte
+ vinaigrette
Poire

Dîner

Guacamole + toasts
de pain intégral
Jambon blanc
Haricots verts sautés
à l'ail
Petits-suisses nature

NOTES

-
-
-
-
-
-
-

MES TRACKERS

Coloriez votre niveau de statisfaction :

Zéro stress	☐☐☐☐☐☐☐☐ ☺
Zéro envies de sucre	☐☐☐☐☐☐☐☐ ☺
Zéro IG élevé	☐☐☐☐☐☐☐☐ ☺
Training/séance feel good	☐☐☐☐☐☐☐☐ ☺

Heure	Ce que j'ai mangé/bu (repas, collations, boissons en g)	Sucres raffinés (en g)

En sucres

(COLORIEZ : ▬ = 5G)

TOTAL : ....

MERCREDI

Petit déj'
Thé matcha au lait d'amande
Wasa® fibres + fromage frais à tartiner
Fruit frais

Déjeuner
Radis à la croque
Cuisse de poulet rôti (sans peau)
Poêlée de sarrasin, noisettes et bleu
Fromage blanc aux myrtilles

Dîner
Œufs brouillés
Bol de légumes vapeur + boulgour
Nectarine

FOOD

Poêlée de sarrasin, noisettes et bleu

(pour 4 personnes)

Faites revenir 1 oignon haché avec 1 c. à s. d'huile d'olive. Ajoutez 200 g de sarrasin en grains rincé à l'eau froide. Couvrez d'eau, salez et laissez cuire 10 min. Lavez et émincez 200 g de champignons et ajoutez-les. Poursuivez la cuisson 3 min. Intégrez 40 g de noisettes concassées, 40 g de roquefort coupé en morceaux et 2 c. à s. de crème légère.

MOTIVATION

Je rebooste ma motivation.

À ce stade du programme, votre motivation a tendance à s'essouffler… Utilisez des techniques de visualisation pour vous rebooster. Visualisez-vous avec une silhouette plus fine, pleine d'énergie, sereine…

SPORT

Récup' active

Trop fatiguée pour votre séance de cardio ? Faites une marche active : elle permet de brûler des calories (environ 300 kcal/h), de prendre conscience de l'environnement, de se reconnecter avec soi-même, d'activer la circulation sanguine et d'améliorer le sommeil ! L'idéal : 1 h.

MES TRACKERS

Coloriez votre niveau de satisfaction :

Zéro stress										☺
Zéro envies de sucre										☺
Zéro IG élevé										☺
Training/séance feel good										☺

NOTES

•
•
•
•
•
•
•

Heure	Ce que j'ai mangé/bu (repas, collations, boissons en g)	Sucres raffinés (en g)

En sucres

(COLORIEZ : ▭ =

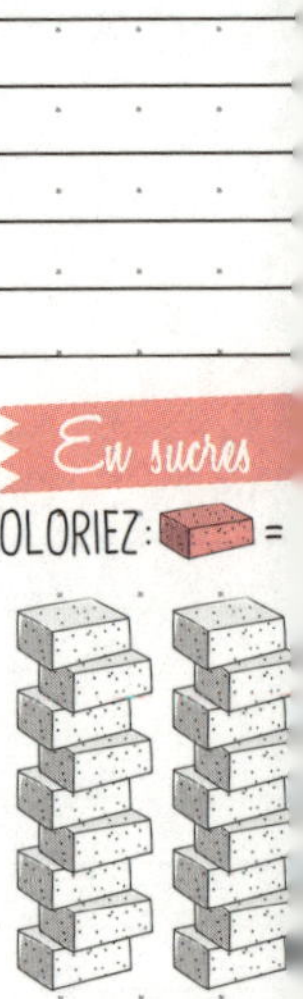

TOTAL : ....

JEUDI

MOTIVATION

J'ai encore trop envie de snack...

Même en ayant passé le cap et en mangeant à IG bas, si vous êtes en stress, vous pouvez avoir envie de snacks. Sortez vite votre flacon d'HE de camomille noble, qui agit directement sur le système nerveux central et procure un apaisement rapide : 2 gouttes dans le creux des poignets et respirez !

BIEN-ÊTRE

Sophro motivation

Fermez les yeux. Imaginez-vous : votre corps, vos formes, vos courbes et vos creux. Puis imaginez l'effet du programme sur votre corps, qui le change progressivement jusqu'à votre objectif. Sentez la fierté vous envahir et inscrivez cette image dans votre esprit... Rouvrez les yeux, plus motivée que jamais !

FOOD

Bowl cake courgette-comté

(pour 1 personne)

Battez 1 œuf dans un bol. Ajoutez 40 g de flocons de sarrasin, 2 g de levure chimique, 3 cl de lait, 25 g de comté râpé et 100 g de chair de courgette râpée. Salez et poivrez. Mélangez et faites cuire 4 min au micro-ondes (ou 20 min au four traditionnel à 180 °C – th. 6).

Petit déj'

Thé vert menthe
Biscottes complètes
+ beurre
Fromage blanc
+ morceaux de fruits frais

Déjeuner

Steak grillé
Spaghettis semi-complets cuits *al dente* + aubergines sauce tomate et parmesan
Pastèque

Dîner

Bowl cake courgette-comté
Salade verte + vinaigrette
Compote sans sucre

NOTES

MES TRACKERS

Coloriez votre niveau de statisfaction :

Zéro stress
Zéro envies de sucre
Zéro IG élevé
Training/séance feel good

Heure	Ce que j'ai mangé/bu (repas, collations, boissons en g)	Sucres raffinés (en g)

En sucres

(COLORIEZ : ▭ = 5G)

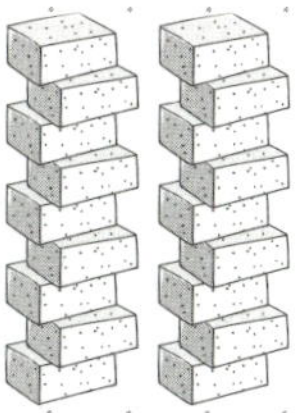

TOTAL : ....

VENDREDI

Petit déj'
Café noir
Pain de seigle complet
+ comté
Compote sans sucre

Déjeuner
Brochette de dinde
Salade de mâche, carottes râpées, tomate + sauce vinaigrette légère
Chèvre frais
Melon
Pain intégral

Dîner
Artichaut vinaigrette
Saumon fumé sur lit de jeunes pousses + vinaigrette légère
Fromage blanc de brebis + fraises

FOOD

Vinaigrette légère
(pour 4 personnes)
Mélangez 1 c. à s. de moutarde avec 2 c. à s. de vinaigre de cidre. Ajoutez 2 c. à s. d'huile d'olive ou de colza et 2 c. à s. de levure de bière en paillettes. Mélangez, puis intégrez 3 c. à s. d'eau ou de lait et un peu de sauce soja (ou de sel). Mélangez bien.

MOTIVATION

J'ai une baisse de motivation. En fin de semaine dur de rester motivée ! Faites régulièrement le point sur les bénéfices observés depuis le début de votre détox aux sucres :

- appétit mieux régulé
- peau plus nette
- sommeil amélioré
- silhouette affinée…

Dommage de craquer, non ?

SPORT

Cardio-training

- Échauffement : 5 min (petit trot, enrouler d'épaules…)
- Talons-fesses et genoux-poitrines alternés : 5 min
- Pas chassés et jumping jacks alternés : 5 min
- Petit trot : 10 min

Faites ce circuit 2 fois (1 min de récup' entre les exos)

MES TRACKERS

Coloriez votre niveau de statisfaction :

Zéro stress
Zéro envies de sucre
Zéro IG élevé
Training/séance feel good

NOTES

Heure	Ce que j'ai mangé/bu (repas, collations, boissons en g)	Sucres raffinés (en g)

En sucres
(COLORIEZ : =

TOTAL : ....

SAMEDI

MOTIVATION

SOS, tout le monde cherche à me décourager ! Quand on se lance un challenge tel que celui d'arrêter le sucre, il faut se méfier des « saboteurs » : ce sont des personnes qui essaient de vous décourager ou de vous faire craquer. Votre projet leur rappelle leur faiblesse, ce qui les rend agressifs. Identifiez ces personnes, ne les écoutez pas et restez concentrée sur votre programme.

FOOD

Sauce curry légère

(pour 4 personnes)

Pelez et hachez 1 échalote. Faites-la revenir avec 1 c. à s. d'huile d'olive, ajoutez ½ c. à c. de pâte de curry rouge ou jaune et 4 c. à s. de vin blanc. Laissez l'alcool s'évaporer, incorporez 100 g de yaourt nature brassé. Arrêtez le feu. Salez et poivrez, mixez.

BIEN-ÊTRE

Evening routine

Listez tout ce qui vous a apporté du bonheur dans la journée (un mot gentil ou un encouragement de la part de X, votre petit-déjeuner préféré, passer du temps avec vos amis, déguster un bon thé matcha…). Lister vos gratitudes booste votre positive attitude, votre bonheur, donc votre motivation !

Petit déj'

Thé citron

Overnight oatmeal

Déjeuner

Steak de soja

Tomates provençales

+ semoule complète

Pomme

Dîner

Filet de lieu noir au court-bouillon + sauce curry légère

Épinards sautés

Yaourt nature

+ compote sans sucre

Pain intégral

NOTES

♡ MES TRACKERS ♡

Coloriez votre niveau de statisfaction :

Zéro stress											☺
Zéro envies de sucre											☺
Zéro IG élevé											☺
Training/séance feel good											☺

Heure	Ce que j'ai mangé/bu (repas, collations, boissons en g)	Sucres raffinés (en g)

TOTAL : …………

En sucres

(COLORIEZ : ▭ = 5G)

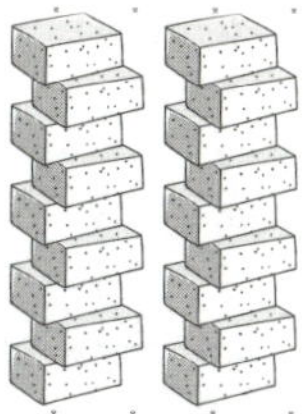

DIMANCHE

Petit déj
Thé vert
Œuf coque + mouillettes de pain de seigle complet
Salade de fruits frais

Déjeuner
Salade de lentilles au bleu
Aiguillettes de canard grillées
Courgettes sautées
Prunes

Dîner
Salade de tomates, concombre, cœurs de palmiers, graines de courge + vinaigrette
Faisselle + coulis de mangue
Pain intégral

MOTIVATION

Vive le slunch version IG bas !

Quand vous avez le blues du dimanche soir, préparez un slunch : un brunch feel good, mais pour le soir ! Des œufs brouillés, des pancakes, des toasts de pain intégral avec du houmous ou des lamelles d'avocat, une salade de fruits frais…

FOOD

Salade de lentilles au bleu

(pour 2 personnes)
Égouttez et rincez 1 boîte de lentilles (265 g égoutté) et ajoutez ½ oignon rouge haché, 50 g de bleu d'Auvergne coupé en petits morceaux et 2 poignées de mâche. Mélangez et assaisonnez avec de la vinaigrette à l'huile d'olive.

BIEN-ÊTRE

Sortie feel good

Partagez un moment agréable entre amis : le lien social augmente l'estime de soi et permet de sécréter des endorphines. Un pur bonheur ! Profitez du week-end pour programmer une sortie, ça vous donnera de la force pour entamer une nouvelle étape lundi !

MES TRACKERS

Coloriez votre niveau de statisfaction :

Zéro stress											☺
Zéro envies de sucre											☺
Zéro IG élevé											☺
Training/séance feel good											☺

NOTES

•
•
•
•
•
•
•

Heure	Ce que j'ai mangé/bu (repas, collations, boissons en g)	Sucres raffinés (en g)

En sucres
(COLORIEZ :

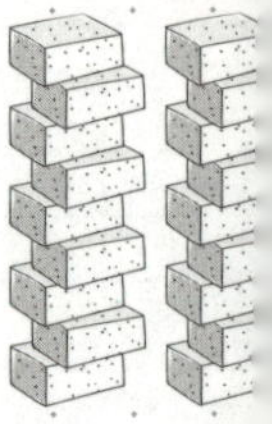

TOTAL : ....

Mon bilan semaine 4

Mes victoires

Mes petits échecs

Niveau bien-être, comment je me suis sentie ?

Sucres raffinés consommés par jour (en moyenne) :

Comment j'ai réussi à réduire les céréales raffinées ? PEUT MIEUX FAIRE ! ☆ ☆ ☆ ☆ ☆ ☆ ☆ ☆ ☆ ☆ AU TOP !

Ce qui m'a aidée à mieux gérer

Ce qui a été compliqué

Ce que je peux faire la semaine prochaine pour progresser :

Vous êtes arrivée au terme de ce 2e mois et vous avez supprimé le sucre ajouté et les sucres raffinés (IG élevés), bravo ! Votre alimentation est saine, vous devez voir les effets minceur. En tout cas, vous maîtrisez vos repas. Votre alimentation actuelle n'est pas 100 % IG bas ou vous avez encore des envies de sucre ? Essayez d'analyser ce qui vous a mise en échec : trop d'invitations chez des amis avec le sempiternel plat de pâtes ? Trop de repas pris à l'extérieur avec de nombreuses tentations de frites ou de pizzas ? Une baisse de moral qui vous a fait craquer ? Tenez bon, la guerre au sucre n'est pas finie et vous avez certainement en vous des ressources secrètes pour le vaincre !

Bilan mois 2 : objectif IG bas

Ma checklist

- ☐ Je mange du pain intégral (ou équivalent à IG bas) à la place du pain blanc.
- ☐ J'ai adapté mes recettes en version IG bas (cakes, quiches...).
- ☐ J'ai remplacé les céréales raffinées par des céréales complètes.
- ☐ Je prends des snacks sains à IG bas en cas de petit creux.
- ☐ Je ne prends plus de sucre ajouté (ou uniquement aux cheat meals, et très peu).
- ☐ Je gère plutôt bien mes envies de sucre.
- ☐ Je ne ressens plus de grosse fringale entre les repas.
- ☐ J'ai retrouvé une belle énergie au quotidien.
- ☐ Je fais mes séances de sport chaque semaine.
- ☐ Je suis motivée pour passer à l'étape suivante !

Résultat : .... / 10

Mon score

En dessous de 5/10 : ce mois-ci était un peu compliqué pour vous. Vous avez eu du mal à adapter vos repas en mode IG bas et vous avez encore des envies de sucre qui persistent... Prenez un peu plus de temps pour vous accoutumer, découvrir les équivalents à IG bas que vous aimerez vraiment... Suivez bien les menus proposés et prévoyez des snacks healthy si vous avez des envies de grignoter entre les repas.

Entre 5 et 8/10 : vous avez globalement bien géré votre alimentation, avec sans doute un peu trop d'écarts par-ci, par-là... Peut-être que votre addiction au sucre n'est pas encore complètement enrayée ou que vous avez besoin de compenser avec des snacks ou des plats healthy à IG bas... À vous de choisir si vous préférez passer à l'étape suivante ou bien ancrer vos nouvelles habitudes en restant un peu plus longtemps sur cette 2e étape.

Au-dessus de 8/10 : bravo, vous vous êtes débarrassée de votre addiction aux sucres raffinés (IG élevé) et vous êtes prête pour l'étape suivante : réintégrer les sucres naturels dans votre alimentation pour retrouver un certain équilibre, sans aucune dépendance !

Ce dont je suis le plus fière

....

....

....

....

Mes notes

....

....

....

....

....

Mon bien-être

Mettez en relation vos séances feel good et votre humeur pour savoir si cela a un impact sur vos envies de sucre !

Humeur ☐☐☐☐☐☐☐☐☐☐ ☺

Stress ☐☐☐☐☐☐☐☐☐☐ ☺

Mon cardio/ mes séances feel good ☐☐☐☐☐☐☐☐☐☐ ☺

Mandala IG bas

Coloriez la case du jour selon la légende. Vous dessinez ainsi la réussite de votre mois et vous visualisez en un coup d'œil le rapport que vous entretenez avec les IG bas !

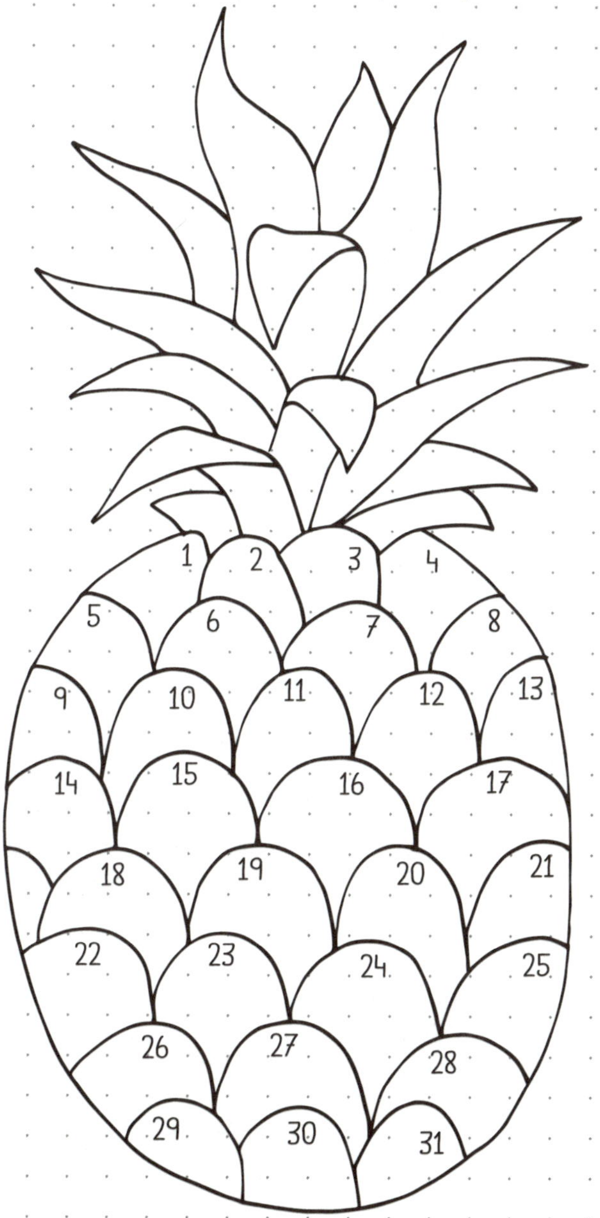

Bravo ! Zéro craquage et objectifs atteints !

Yes, j'ai plutôt bien géré : objectifs respectés avec quelques rares craquages.

J'ai pas trop mal géré : objectifs respectés avec des craquages.

J'aurais pu mieux faire : objectifs rarement respectés et des craquages récurrents.

Aïe, impossible de tenir les objectifs et des craquages tous les jours !

MES NOTES

Mois 3

Objectif

stabilisation

Après avoir supprimé les sucres ajoutés et adopté une alimentation saine à IG bas, votre addiction au sucre est maintenant (presque) étouffée ! Même si vous avez encore parfois des envies de sucre ou de céréales raffinées, vous avez très certainement beaucoup progressé et, avec le temps, elles vont disparaître. Cette alimentation saine vous apporte de nombreux bénéfices au quotidien (vous en serez pleinement consciente dans quelques mois), et revenir en arrière vous semblera impossible !
Mais l'objectif n'est pas de s'interdire définitivement toutes les petites douceurs sucrées, plutôt d'en manger quand vous en avez envie (sans dérapage ni perte de contrôle). Et surtout de manger des douceurs plus saines, à base de sucres naturels, et en quantité raisonnable ! Ce 3e mois sera donc celui de la « réconciliation » : celle que vous ferez avec votre alimentation ! Vous allez apprendre à vous faire plaisir raisonnablement avec des douceurs saines : des barres de céréales gourmandes sans sucre ajouté, des cookies aux amandes et noisettes, des sorbets aux fruits ultra rapides à préparer… Vous allez vous régaler en mode healthy et continuer à vous affiner en douceur !

Plan d'action du 3e mois : je réintroduis les sucres naturels

Après avoir supprimé la consommation de sucres ajoutés et baissé l'IG de vos repas, vous êtes prête à vous réconcilier avec le sucre, c'est-à-dire à en consommer raisonnablement (en choisissant des sucres naturels, et à IG bas de préférence) sans en redevenir dépendante. C'est la phase de stabilisation qui commence : une phase plus facile à vivre mais aussi à risque : la réintroduction des sucres est parfois délicate à gérer (attention aux rechutes) !

Quels sont les sucres naturels ?

Vous avez supprimé le sucre blanc/roux sous toutes ses formes (confiture, soda…), bravo ! Voyons maintenant quels sucres naturels (non raffinés) vous pourriez consommer (en petite quantité, cela va de soi !) :

Sucres naturels à IG bas	IG	Caractéristiques
Le miel d'acacia	30	Couleur claire, parfum délicat, goût assez discret Assez riche en fructose, donc ne pas en abuser S'utilise à froid et à chaud Riche en composés antioxydants et minéraux Vertus antibactériennes 330 calories/100 g
Le sucre de coco	25	Existe en poudre, en sirop et en pâte Saveur assez prononcée de rhum ou de caramel S'utilise à froid et à chaud Contient des minéraux (calcium, fer, potassium…) 360 calories/100 g

Sucres naturels à IG bas	IG	Caractéristiques
Le sirop d'agave	15	Existe en sirop et en poudre Goût neutre Pouvoir sucrant plus élevé que le sucre ordinaire Très riche en fructose (jusqu'à 80 %) donc ne pas en abuser S'utilise à froid et à chaud 310 calories/100 g
Le sucre de bouleau (xylitol)	8	S'utilise à froid et à chaud Pouvoir sucrant qui augmente légèrement à la cuisson Attention : consommé à haute dose, il peut entraîner des troubles du transit (diarrhée) Ne provoque pas de caries 240 calories/100 g
La stévia (de préférence brute, de couleur verte)	0	Édulcorant naturel issu d'une plante N'apporte pas de glucides ni de calories (consommé aux quantités préconisées pour apporter la saveur sucrée dans un dessert) Arrière-goût parfois assez prononcé de réglisse (on aime… ou pas !) S'utilise de préférence à froid Attention : on trouve le plus souvent de la stévia raffinée (sous la forme d'une poudre blanche) : à éviter ! 0 calorie/100 g (stévia pure)
Le sirop de yacon	< 10	Issu de racines de yacon, un tubercule qui pousse en Amérique latine Goût léger de caramel Texture fluide Pouvoir sucrant plus élevé que le sucre Composé de fructo-oligosaccharides (peu assimilés par l'organisme et donc éliminés) et d'inuline qui agit comme un prébiotique au niveau intestinal et qui permet d'abaisser l'IG 197 calories/100 g
La sève de kitul	< 50	Issue de la sève d'un arbre qui pousse au Sri Lanka (extraite de la tige des fleurs) Texture fluide à onctueuse Couleur ambrée à brune Goût assez neutre, avec quelques notes de caramel S'utilise à chaud et à froid Apporte des vitamines B1, B12, C, ainsi que du calcium et du fer 300 calories/100 g
Le sirop Délisucré®	12	Sucre liquide issu de fruits (pomme ou raisin) Goût neutre et texture liquide Couleur : incolore Pouvoir sucrant plus élevé que le sucre S'utilise à froid et à chaud Très riche en fructose (> 80 %) donc à consommer sans abus 280 calories/100 g

En pratique…

Ayez 2 ou 3 sucres à IG bas dans vos placards. Par exemple :

- miel d'acacia ou stévia pour sucrer vos laitages,
- sucre de coco ou xylitol pour vos pâtisseries.

Et les autres sucres naturels ?

Le sirop d'érable

C'est le sucre préféré des Canadiens ! Entièrement naturel et source de minéraux et oligoéléments (manganèse, potassium, magnésium, zinc, calcium…), ce sucre a malheureusement un IG assez élevé (55). Consommez-le avec parcimonie (de temps en temps, sur des pancakes healthy, par exemple), et de préférence en fin de repas (l'impact sur la glycémie est plus faible que lorsqu'il est consommé de façon isolée, car le sucre se mélange au reste du repas, et son impact sur la glycémie est atténué).
Apport énergétique : 266 calories/100 g.

Le sucre complet (muscovado, rapadura…)

Ce sucre n'est pas raffiné et contient des minéraux (potassium, phosphore, magnésium…), mais son IG est malheureusement aussi élevé que le sucre blanc (70). Intégrez-le dans des recettes de desserts de temps en temps (à consommer également en fin de repas).
Apport énergétique : 390 calories/100 g.

Les dattes

Les dattes peuvent être utilisées comme produit sucrant, une fois mixées, dans les laitages et pâtisseries. On trouve également du sirop de dattes en flacon (choisissez-le alors 100 %). Les dattes apportent des fibres et des minéraux (potassium, phosphore, calcium, magnésium…), mais leur IG est malheureusement élevé (> 50).
Apport énergétique : 287 calories/100 g.

Le miel (autre que d'acacia)

Le miel d'acacia a un IG faible car sa teneur en fructose est élevée. Les autres variétés de miel ont un IG plus élevé mais ils restent entièrement naturels avec de nombreux bienfaits santé (apports en minéraux et composés antioxydants, stimule le système immunitaire…).
330 calories/100 g

Aucun sucre n'est parfait !

Même les sucres naturels ont leurs petits défauts : certains sont laxatifs, d'autres sont riches en fructose, dont l'excès est transformé en graisses et stocké autour de la ceinture abdominale, ce qui augmente les risques de diabète ou de maladie cardiaque. D'autres encore ont un IG élevé ! Voilà pourquoi il ne faut pas en abuser… et surtout les varier.

Quelle quantité de sucre peut-on consommer chaque jour ?

L'OMS recommande de limiter la consommation de « sucre libre » à 5 % de la ration énergétique journalière, soit 25 g par jour maximum. Après avoir supprimé le sucre ajouté ces 2 derniers mois, vous pensez que 25 g représente beaucoup de sucre ? Pas vraiment. Surtout que ce « sucre libre » correspond au sucre ajouté par les industriels + celui ajouté par le consommateur (sucre ajouté dans les desserts ou dans les gâteaux…) + le miel, le sirop, le jus de fruits et jus de fruits concentré (donc y compris les sucres présents dans les jus de fruits du commerce). Au final, 25 g maximum, cela ne vous autorise pas à remettre un sucre dans le café, un dans le yaourt et à manger du chocolat… D'ailleurs, atteindre 25 g par jour n'est pas une obligation, vous pouvez tout à fait en consommer moins (on ne va pas se forcer à en consommer si on n'en a pas envie…) ! S'autoriser un peu de sucre naturel chaque jour permet quand même de se faire plaisir avec un dessert healthy et fait maison et d'éviter les frustrations, surtout si vous êtes un bec sucré !

Objectif 25 g par jour !

10 g de sucre =
- 10 cl de jus d'orange du commerce
- 30 g de chocolat noir à 70 % de cacao
- 2 c. à c. rases de sucre de coco dans un laitage
- 12 g de miel d'acacia (1 c. à c.)
- 2 biscuits faits maison avec sucre de coco ou miel d'acacia…
- 1 barre de céréales faite maison avec des sucres naturels
- 20 à 25 g de confiture faite maison avec des sucres naturels

Vous l'avez compris : on atteint rapidement les 25 g de sucre par jour… Il s'agit donc d'y aller avec parcimonie : un peu de sucre dans un dessert, un verre de jus d'orange au petit déjeuner et vous y êtes, ou presque !
Si vous préférez consommer moins de sucre dans la journée, libre à vous : vous pouvez parfaitement ne consommer « que » 5 ou 10 g de sucre naturel par jour, voire aucun sucre si celui-ci ne vous manque pas. C'est même bien mieux !

25 g de sucres naturels, mais plus jamais de Nutella® !

Vos nouvelles habitudes alimentaires sont encore fragiles, il s'agit donc de les ancrer ! Pour cela, vous devez continuer de manger à IG bas le plus souvent possible, pour vous approprier cette façon de cuisiner et vous régaler avec les sucres naturels. Les aliments sucrés que vous aviez l'habitude de consommer (sodas, pâte à tartiner sucrée du commerce…) ne doivent pas revenir dans votre cuisine !

Mes collations saines aux sucres naturels

Vous l'avez compris, il n'est pas question de se remettre à manger des biscuits industriels, très riches en sucres raffinés et en graisses de qualité médiocre (huile de palme, huile de tournesol…). Optez plutôt pour des collations healthy. Voici quelques exemples.

Collations salées

- 1 tranche de pain intégral grillé + lamelles d'avocat, fleur de sel et graines de sésame
- Houmous + bâtonnets de carotte
- 1 tranche de pain intégral grillé + 1 œuf au plat et fleur de sel
- 2 tranches de Wasa® + fromage frais à tartiner et tomates cerise émincées

Collations aux sucres naturels

- 1 yaourt brassé nature + flocons de céréales sans sucre + 1 figue séchée coupée en morceaux + éventuellement un peu de sucre de coco
- 1 smoothie fait avec 1 poire mixée + lait d'amande sans sucre + vanille en poudre + un peu de miel d'acacia
- 1 banane jaune avec 10g de chocolat à 70% de cacao fondu
- 1 barre de céréales faite maison (voir recette p. 173)
- 2 biscuits faits maison avec des sucres naturels (voir recette p. 183)

Plan d'action food : stabilisation

Maintenant que vous êtes déshabituée du goût sucré et que vous avez réduit l'IG de vos repas, vous êtes prête à manger raisonnablement des sucres naturels.
Continuez à manger à IG bas le plus possible pour limiter les envies de sucre et réintégrez du sucre naturel en petite quantité (en respectant les recommandations de l'OMS) : dans vos laitages nature et dans vos snacks (biscuits, smoothies, barres de céréales…).

Comment faire pour éviter de retomber dans l'addiction ?

Veillez à bien structurer vos repas (protéines + légumes + céréales à IG bas dans votre assiette, + un dessert pour compléter) pour éviter d'avoir de nouveau des envies de sucre entre les repas qui pourraient vous faire retomber dans l'addiction.

Profil 1 : l'addicte au sucre

Réintégrer le sucre est délicat car vous pouvez à tout moment replonger dans votre addiction. Une réintégration soudaine et importante de sucre peut entraîner une frénésie avec impossibilité de s'arrêter de manger. Il s'agit donc d'y aller avec parcimonie : votre palais doit être rééduqué avec un niveau de sucre bien plus faible que ce à quoi il était habitué il y a 2 mois !

Le plan

- **Attendez encore quelques semaines** si vous ne vous sentez pas tout à fait prête à réintégrer le sucre naturel.
- **Si vous êtes prête, réintégrez le sucre naturel en respectant bien les quantités max (25g par jour)** et augmentez les doses progressivement (5g par jour la 1re semaine, 10g par jour la 2e semaine…).

Mes trackers

Dans votre tracker du mois (p. 164), notez vos objectifs perso :

- 25g de sucre max par jour
- Snacks healthy

Et faites votre suivi chaque jour !

- **Continuez d'éviter les aliments dont vous aviez du mal à contrôler votre consommation,** car même en version healthy et à IG bas, ils restent addictifs (pâte à tartiner chocolatée, par exemple).

Ce qui va être difficile ce mois-ci...

Vous aurez peut-être un peu de mal à réintégrer des sucres en respectant les quantités préconisées... Avec vous, c'est souvent tout ou rien ! Il vous faudra apprendre à modérer votre consommation de sucre. Pour cela, continuez de bien suivre les menus proposés !

Profil 2 : l'addicte qui s'ignore

Après vous être habituée à manger sans sucre et à IG bas, vous êtes prête à réintégrer le sucre mais, désormais, vous pouvez le consommer sans abus, car vous savez le débusquer et vous avez appris à vous en passer. Vous pouvez facilement résister aux tentations et choisir d'en consommer quand vous l'avez décidé ! Ce mois-ci sera plutôt simple pour vous, vous pourrez retrouver les douceurs que vous aimez (en version healthy), sans en abuser !

Le plan

- **Attention aux apéritifs entre amis ou en famille :** évitez les alcools sucrés (cocktails variés, vins doux très riches en sucres). Préférez 1 verre de vin rouge, de rosé ou de vin blanc sec, ou des cocktails sans alcool faits maison (avec des fruits mixés, de l'eau de coco, de la menthe...). Attention aussi aux chips, pizzas et biscuits apéro... Préférez les tomates cerise, les bâtonnets de légumes et le houmous !

Mes trackers

Dans votre tracker du mois (p. 164), notez vos objectifs perso :

- 25 g de sucre max par jour
- Snacks healthy & maison

Et faites votre suivi chaque jour !

- **Préparez vos snacks vous-même en mode healthy** pour satisfaire votre gourmandise et éviter les frustrations : barres de céréales, biscuits variés, snacks salés avec pain intégral et avocat...

Ce qui va être difficile ce mois-ci...

Dans votre élan de réconciliation avec le sucre, vous pourriez oublier qu'il faut bien le choisir, surtout quand vous devez manger à l'extérieur et que vous êtes invitée ! Soyez raisonnable sur les quantités et faites les bons choix !

Profil 3 : l'addicte au light

Vous étiez accro aux édulcorants et vous avez réussi à les supprimer, il n'est pas question de les réintégrer (effets douteux pour la santé). Il s'agit de vous réconcilier avec le sucre naturel, mais de le consommer raisonnablement. Cela peut être difficile quand on a toujours évité le sucre ! N'oubliez pas que les édulcorants sont parfois encore plus nocifs !

Le plan

- **Si vous ne ressentez pas le besoin de manger sucré chaque jour,** ne vous forcez pas. Les sucres naturels ne sont pas indispensables à la santé !
- **Quand vous avez envie d'un soda light,** prenez plutôt une eau pétillante avec du jus de citron et un peu de miel d'acacia, ou un verre d'eau de coco (4 % de sucres naturels !).
- **Cuisinez le plus souvent possible :** vous aviez l'habitude de recourir aux plats tout prêts du commerce (qui contiennent parfois des sucres cachés en quantité assez importante !). Limitez à 1 fois par semaine les plats du commerce (en dépannage) et sélectionnez ceux qui ne contiennent pas de sucre ajouté (lisez bien la liste des ingrédients).

Mes trackers

Dans votre tracker du mois (p. 164), notez vos objectifs perso :

- 25 g de sucre max par jour
- Snacks healthy & maison

Et faites votre suivi chaque jour !

Ce qui va être difficile ce mois-ci…

Se réconcilier avec le sucre ne veut pas dire que vous pouvez consommer à nouveau des édulcorants : vous pourriez être tentée de le faire pour éviter de consommer des produits sucrés… Dans vos placards, il ne doit plus rester de Sucrettes® ni de soda light !

Comment je m'organise ?

Je fais mon stock de sucres naturels

Faites un tour dans les magasins bio autour de chez vous et sélectionnez 2 ou 3 sucres naturels de votre choix. Vous pouvez aussi les commander sur Internet et vous faire livrer chez vous ou en point relais (BienManger.com, Greenweez.com, Nu3.fr…).

Je programme mes menus et anticipe les préparations

Continuez de programmer vos menus (ou suivez les propositions de menus du mois) et de réaliser vos meal prep : essayez dans la mesure de possible de déterminer à l'avance les repas où vous réintégrez du sucre naturel (pour éviter les excès), et de prévoir à quel moment de la semaine vous ferez votre cheat meal… Prévoyez aussi dans vos meal prep quelques snacks sains (barres de céréales, biscuits aux sucres naturels…) : vous aurez ainsi tout ce qu'il faut pour vous faire plaisir sainement, et aucune raison de craquer !

Je contrôle le sucre naturel ajouté

Contrôlez bien les quantités de sucre consommé, surtout les premiers jours. Ensuite, cela sera un réflexe. Si vous avez besoin de contrôler les quantités de sucre que vous consommez et que cela vous rassure, faites-le sur une période plus longue. Pensez à bien noter dans votre journal de bord les quantités de sucre naturel consommées chaque jour.

Je n'oublie pas de bouger et de me faire du bien !

Continuez de planifier vos trainings et vos séances feel good dans votre agenda pour ne pas vous défiler à la dernière minute !

Plan d'action mental : MO-TI-VÉE !

Pour rester dans un mood healthy et ne pas retomber dans l'addiction du sucre, il vous faudra travailler votre motivation (encore et toujours). Sauf que celle-ci a tendance à fondre avec le temps, et le risque est de revenir progressivement vers vos anciennes habitudes… Vous n'avez pas envie de retomber dans l'addiction au sucre ? Non, bien sûr que non.

Tous les moyens sont bons !

Utiliser des mantras et des affirmations positives, se servir de techniques de visualisation de ses objectifs atteints, adopter la positive attitude (toujours voir le verre à moitié plein plutôt qu'à moitié vide !), relever de petits défis sport et nutrition, lister ses qualités pour en prendre pleinement conscience… Vous trouverez dans votre journal de bord différents exercices avec ces méthodes.

Vous pouvez également tester le qi gong (une gymnastique douce chinoise à base de postures statiques et de mouvements dynamiques, qui permet de faire circuler l'énergie vitale et d'unifier le corps et l'esprit) et la danse. Ces disciplines permettent d'équilibrer les énergies et de renforcer l'estime de soi. Choisissez ce qui vous correspond le mieux !

Je continue de me chouchouter !

Continuez de vous chouchouter pour sécréter de la sérotonine (créez la liste de vos envies, offrez-vous une nouvelle coupe chez le coiffeur, organisez une après-midi au hammam avec des copines…) : on a toujours besoin de prendre soin de soi !

Mes idées de wish lists du mois

- ❑ Mes livres à lire
- ❑ Mes movies to watch
- ❑ Mes voyages et week-ends
- ❑ Mes invitations à lancer
- ❑ Mes événements à organiser
- ❑ Ma shopping wish list
- ❑ Mes sorties et activités

Fréquence : tous les jours !
(affirmations positives,
positive attitude…)

Plan d'action body : objectif silhouette de bombe !

Vous êtes au top de votre potentiel, au top de votre énergie. Montez encore en puissance ! Après le cardio-training, passez à l'intensité maximale avec le HIIT *(high intensity interval training)* !

Effet fat burner maximal !

Le HIIT, c'est la formule d'entraînement ultra efficace : on brûle plus de calories et on se muscle plus en 2 à 3 fois moins de temps ! Vous allez encore perdre du poids et tonifier votre silhouette. Le bonus : le HIIT brûle beaucoup de calories pendant… mais aussi après la séance. C'est ce qu'on appelle « l'after burn effect » : l'intensité des efforts fournis fait fonctionner le muscle en surrégime, ce qui augmente le métabolisme de base (les calories dépensées même au repos) dans les heures qui suivent. L'after burn dure pendant 24 heures. Le HIIT améliore également la sensibilité à l'insuline, permet de mieux réguler la glycémie, donc les envies de sucre ! Grâce au HIIT, vous aurez aussi la sensation de vous dépasser, ce qui va renforcer votre estime personnelle.

Le HIIT, qu'est-ce que c'est ?

Le principe du HIIT est un entraînement comprenant des intervalles d'activités soutenues (squats, burpees, sprints, mountain climbers…) et des périodes de récupération courtes, à alterner. Les efforts durent 2 fois plus longtemps que les récupérations (par exemple : 1 min d'effort-30 s de récupération). Cela permet de faire monter le cardio et de conserver une intensité très élevée. Adaptez la durée et l'intensité des séances prévues dans votre journal de bord : l'objectif est de progresser, pas de s'en dégoûter ! En pratique, si les séances de training sont d'un niveau trop élevé pour vous, réduisez légèrement la durée de chaque exercice et prenez un peu plus de temps de récupération.

Nombre de séances : 3 par semaine
Durée : 15 à 20 min minimum
Équipement : une tenue de fitness et des baskets (+ 1 corde à sauter)

Mes exos de HIIT

Vous retrouverez ces exercices organisés en séances HIIT chaque semaine dans votre journal de bord.

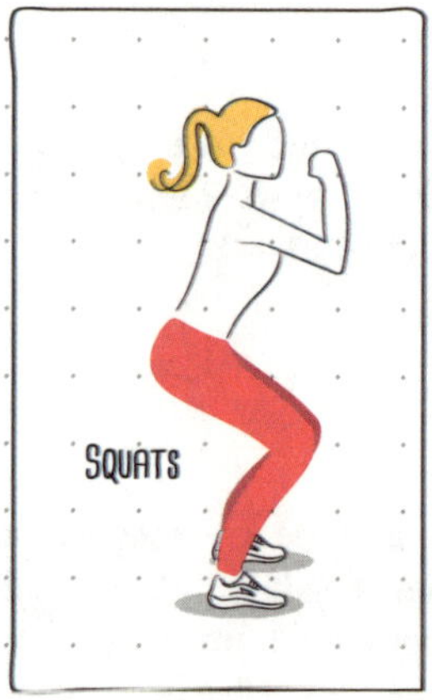

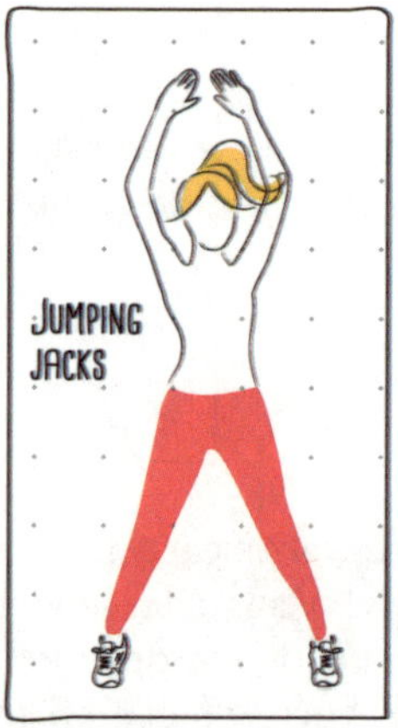

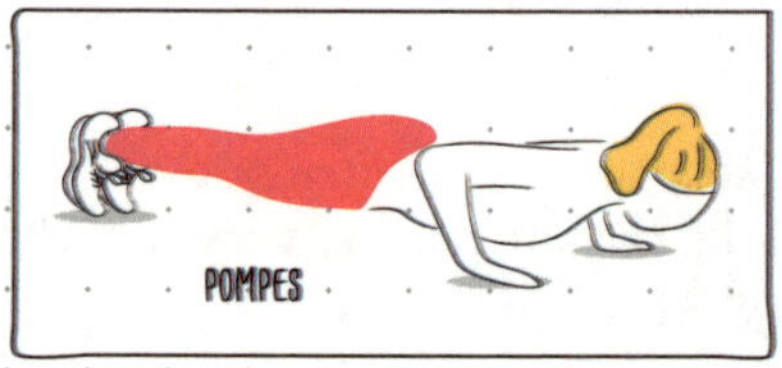

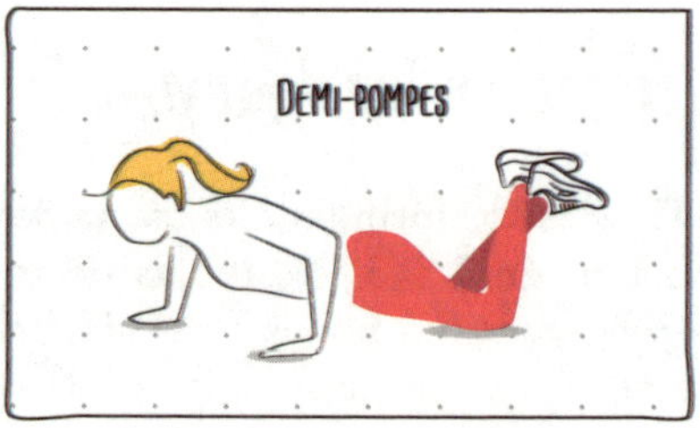

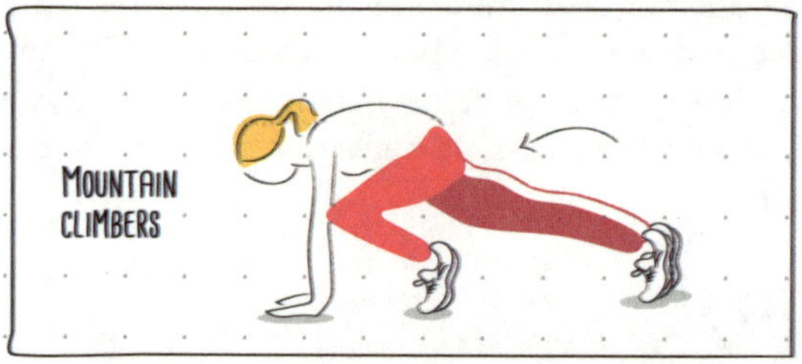

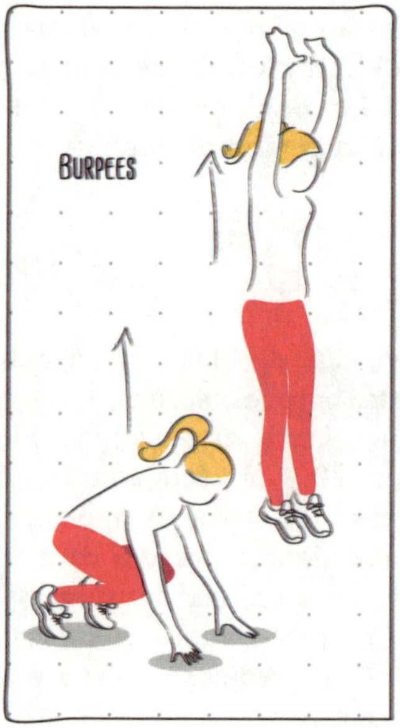

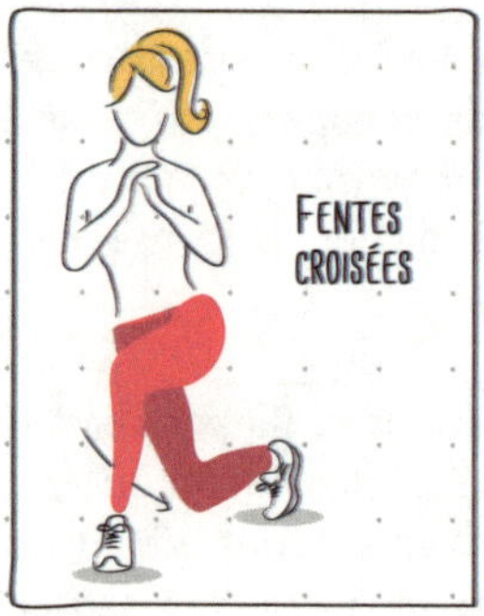

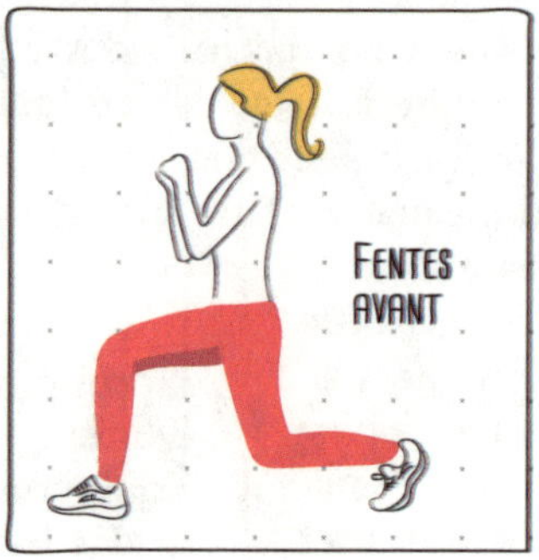

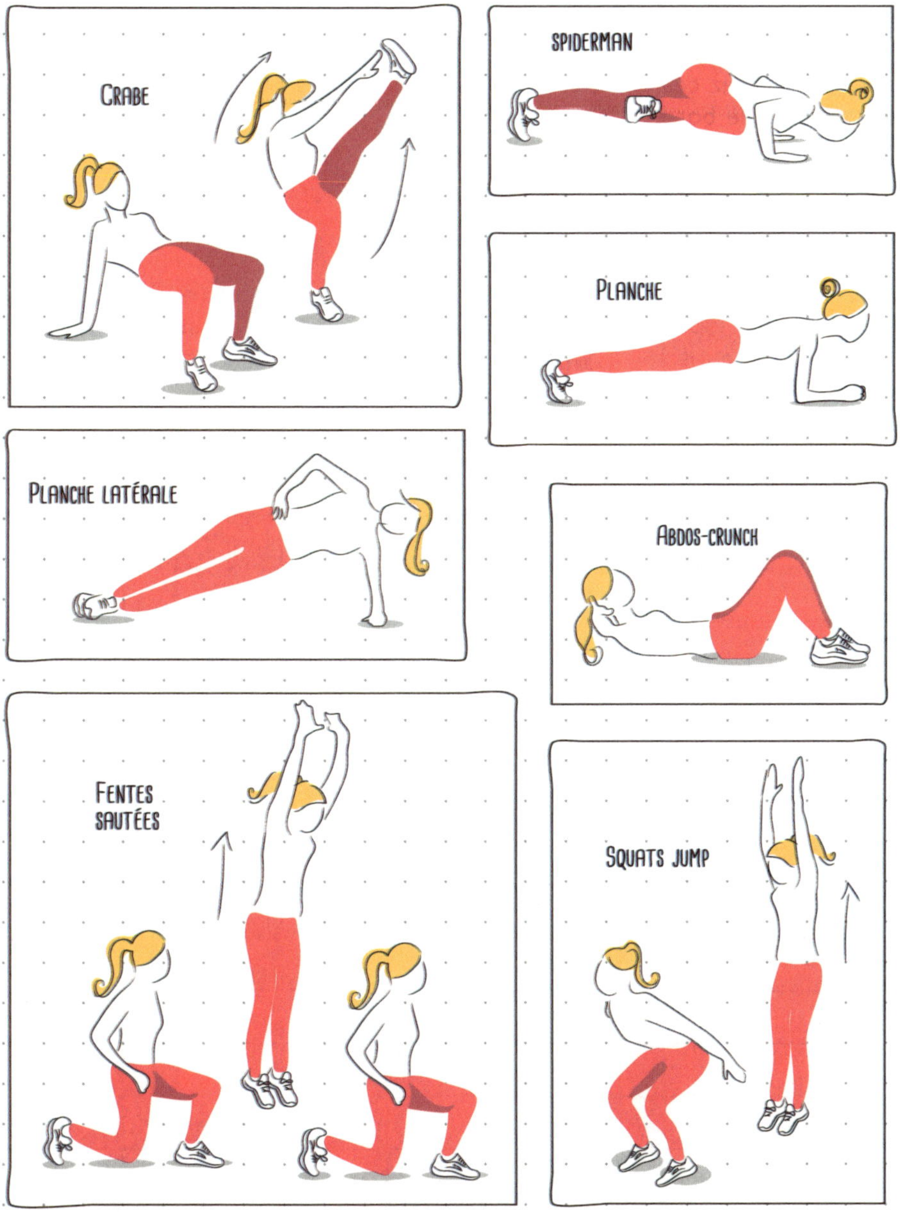

Des petits challenges pour aller plus loin et booster son estime

Ce mois-ci, je vous propose également des petits défis à relever (défis corde à sauter, squats, abdos...) : remporter des challenges va renforcer votre motivation, histoire de bien ancrer vos habitudes food et training et de les adopter définitivement !

Mon tracker mois 3 : stabilisation

Notez dans le tableau ci-dessous vos objectifs perso du mois (voir p. 156, 157, 158) : 25 g de sucre par jour, snacks healthy aux sucres naturels… et suivez vos progrès tout au long de ce 3e mois.

	1	2	3	4	5	6	7	8	9	10	11	12
25 g de sucre/jour												
Snacks healthy												

Objectif atteint !

Objectif presque atteint

Objectif non atteint

13	14	15	16	17	18	19	20	21	22	23	24	25	26	27	28	29	30	31

Semaine 1 : je me fais plaisir avec un peu de sucre naturel !

MON AGENDA

N'oubliez pas de noter tout ce qui vous aidera à mieux vous organiser cette semaine :
- les horaires pour faire vos courses
- les invitations
- les horaires de meal prep
- vos séances de HIIT et de bien-être…
- vos rendez-vous

LUN	....	.....h.... : HIIT	.....h.... : ....
		.....h.... :	.....h.... : ....
		.....h.... :	.....h.... : ....
MA	....	.....h.... : Séance bien-être	.....h.... : ....
		.....h.... :	.....h.... : ....
		.....h.... :	.....h.... : ....
MER	....	.....h.... : HIIT	.....h.... : ....
		.....h.... :	.....h.... : ....
		.....h.... :	.....h.... : ....
JEU	....	.....h.... : Challenge sport	.....h.... : ....
		.....h.... :	.....h.... : ....
		.....h.... :	.....h.... : ....
VEN	....	.....h.... : Séance bien-être	.....h.... : ....
		.....h.... :	.....h.... : ....
		.....h.... :	.....h.... : ....
SA	....	.....h.... : HIIT	.....h.... : ....
		.....h.... :	.....h.... : ....
		.....h.... :	.....h.... : ....
DIM	....	.....h.... : Séance bien-être	.....h.... : ....
		.....h.... :	.....h.... : ....
		.....h.... :	.....h.... : ....

MON MEAL PREP

Établissez-le à partir des menus proposés chaque jour et de votre agenda !

Quand préparer ?	Pour quel plat ?	Prévu quand ?	Les préparations (épluchage/découpe/cuisson) que je peux prévoir…

MA LISTE DE COURSES

À partir des menus proposés chaque jour, notez ce qu'il vous manque dans votre liste de courses (mais zéro céréale raffinée et zéro sucre ajouté hors votre sucre naturel chouchou).

☐	☐	☐ ....
☐	☐	☐ ....
☐	☐	☐ ....
☐	☐	☐ ....
☐	☐	☐ ....
☐	☐	☐ ....
☐	☐	☐ ....
☐	☐	☐ ....
☐	☐	☐ ....
☐	☐	☐ ....
☐	☐	☐ ....

LUNDI

Petit déj'
Thé vert
Pain complet au levain + beurre salé et 1 petite c. à c. de miel d'acacia
Fromage blanc avec morceaux de fruits frais

Déjeuner
Poke bowl
Faisselle nature + miel d'acacia

Dîner
Tarte à la tomate (pâte faite avec farine intégrale de blé ou d'épeautre)
Salade verte + vinaigrette
Pêche

FOOD

Poke bowl

(pour 1 personne)
Mettez 2 poignées de mesclun dans un bol et assaisonnez avec un peu de vinaigrette à l'huile d'olive. Coupez en dés 100 g de thon cru très frais et enrobez-le de graines de sésame, fleur de sel, huile d'olive et épices au choix. Ajoutez ¼ de mangue bien mûre en petits morceaux, 2 c. à s. de wakamé, 3 c. à s. de haricots noirs ou rouges cuits, ¼ d'avocat coupé en lamelles et 1 c. à s. de cacahuètes bio non salées.

SPORT

HIIT training

Échauffement : 5 min (petit trot, enrouler d'épaules…)
Alternez 1 min d'exercice/30 s de récupération :

- Course rapide
- Jumping jacks
- Sprint
- Squats

Faites ce circuit 3 fois.

MOTIVATION

J'ai peur de réintégrer du sucre dans mon alimentation ! Si vous ne vous sentez pas prête pour réintégrer du sucre naturel (vous avez peur de replonger dans l'addiction), attendez quelques jours ou semaines ! Vous devez être parfaitement sereine avec cette nouvelle étape.

MES TRACKERS

Coloriez votre niveau de statisfaction :

- *Zéro stress*
- *Zéro envies de sucre*
- *25 g de sucre ajouté*
- *Training/séance feel good*

NOTES

Heure	Ce que j'ai mangé/bu (repas, collations, boissons en g)	Sucres (en g)

En sucres
(COLORIEZ : =

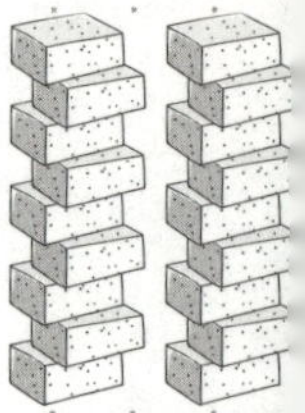

TOTAL : ....

MARDI

FOOD

Lait d'or (pour 1 personne)

Préparez votre pâte de curcuma en mélangeant 30 g de curcuma en poudre avec ½ c. à c. de poivre et 12,5 cl d'eau de source. Faites cuire 5 min à la casserole. Mélangez 12,5 cl de lait végétal avec 1 c. à c. de pâte de curcuma et 1 c. à c. de miel. Faites chauffer et dégustez le matin.

BIEN-ÊTRE

Un automassage des cervicales pour se relaxer !

Stressée ? Repérez les nœuds de vos cervicales avec une pression glissée des doigts, puis travaillez sur les tensions en effectuant une pression plus profonde avec l'index et le majeur, quelques minutes. Terminez effleurant la zone douloureuse.

MOTIVATION

Les tentations redeviennent hyper fortes !

La motivation est plus difficile à tenir, les tentations sont encore là et les risques plus nombreux avec la possibilité de manger du sucre. Le piège classique : les collègues qui apportent des sucreries ou des viennoiseries. Rappelez-vous : un peu de sucre naturel, zéro sucre raffiné ! Emportez des snacks healthy (biscuits, energy balls…) pour convertir vos collègues et vous faire plaisir !

Petit déj'

Lait d'or
Biscottes complètes + fromage frais à tartiner
Fruit frais

Déjeuner

Steak de seitan poêlé
Riz basmati et tomates à la provençale
Pastèque

Dîner

Salade grecque (tomate, concombre, feta, olives, menthe) + vinaigrette
Salade de fruits frais
Pain intégral au levain

NOTES

MES TRACKERS

Coloriez votre niveau de statisfaction :

Zéro stress	☐☐☐☐☐☐☐☐	☺
Zéro envies de sucre	☐☐☐☐☐☐☐☐	☺
25 g de sucre ajouté	☐☐☐☐☐☐☐☐	☺
Training/séance feel good	☐☐☐☐☐☐☐☐	☺

Heure	Ce que j'ai mangé/bu (repas, collations, boissons en g)	Sucres (en g)

TOTAL : ....

En sucres

(COLORIEZ : = 5G)

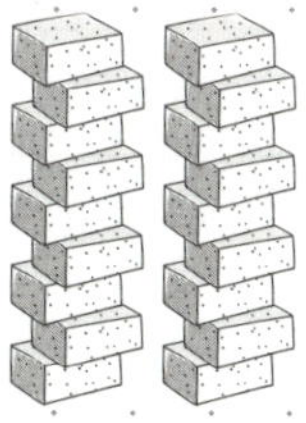

MERCREDI

Petit déj'
Café noir
Fromage blanc nature avec flocons de quinoa ou d'épeautre, noisettes concassées et fruits rouges

Déjeuner
Steak grillé + moutarde
Courgettes sautées et spaghettis cuits *al dente*
Pomme

Dîner
Gaspacho de tomates
Salade de sarrasin aux framboises
Fromage blanc + sucre de coco

SPORT

HIIT training

Échauffement : 5 min (petit trot, enrouler d'épaules…)
Alternez 1 min d'exercice/30 s de récupération :

- Fentes avant de chaque côté
- Squats
- Pompes au sol
- Sprint

Faites ce circuit 3 fois.

FOOD

Salade de sarrasin aux framboises

(pour 4 personnes)
Faites cuire 125 g de sarrasin en grains à l'eau bouillante 12 min et égouttez. Laissez refroidir, ajoutez ½ oignon rouge haché, 1 concombre, 1 avocat et 300 g de tomates cocktail, en petits morceaux. Mélangez avec de la vinaigrette et 150 g de framboises.

MOTIVATION

Je mange toujours beaucoup…

Pas top pour la silhouette, car baisser l'IG n'est pas suffisant pour éviter le stockage. La solution : manger en pleine conscience. Exercez-vous avec un grain de raisin. Observez sa couleur, palpez-le et sentez-le. Notez toutes les sensations. Croquez-le doucement et analysez son goût : est-ce sucré? acidulé? juteux? Vous serez rassasiée plus vite en mangeant tout ainsi.

MES TRACKERS

Coloriez votre niveau de statisfaction :

Zéro stress ☐☐☐☐☐☐☐☐ ☺
Zéro envies de sucre ☐☐☐☐☐☐☐☐ ☺
25 g de sucre ajouté ☐☐☐☐☐☐☐☐ ☺
Training/séance feel good ☐☐☐☐☐☐☐☐ ☺

NOTES

•
•
•
•
•
•
•

Heure	Ce que j'ai mangé/bu (repas, collations, boissons en g)	Sucres (en g)

TOTAL : ....

En sucres
(COLORIEZ :

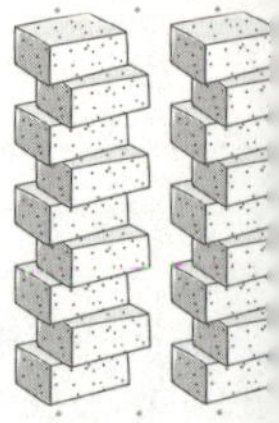

JEUDI

FOOD

Bowl cake aux myrtilles

(pour 1 personne)

Battez 1 œuf dans un bol. Ajoutez 1 petit-suisse nature, 50 g de compote de pommes sans sucre ajouté, 40 g de flocons de sarrasin, 10 g de sucre de coco, 1 petite pincée de sel, 2 g de levure chimique et 50 g de myrtilles. Mélangez bien et faites cuire au micro-ondes 3 min à couvert (ou au four traditionnel 20 min à 180 °C). Dégustez tiède.

SPORT

Challenge fentes

- Échauffement : 3 à 4 min (petit trot), puis alternez :
- 25 fentes avant (pour chaque jambe)

Faites au moins 3 séries avec 1 min de récup' entre chaque.

Petit déj'

Thé matcha au lait d'amande
1 bowl cake aux myrtilles

Déjeuner

Cuisse de poulet rôti
Poivrons grillés et semoule complète
Yaourt brassé
+ morceaux de fraises

Dîner

Taboulé au blé complet (avec le reste de semoule du déjeuner)
Wasa® fibres + fromage de chèvre frais
Pomme au four

MOTIVATION

Help, j'ai du mal à rester raisonnable ! Vous dépassez les 25 g de sucre ? Continuez de noter chaque jour dans votre journal de bord votre consommation de sucres naturels et prévoyez à quel repas vous en consommerez. Si vous dépassez les 25 g préconisés 1 à 2 fois par semaine, ce n'est pas un problème (ce n'est pas une raison pour passer l'éponge et se jeter sur le Nutella® !). Attention seulement aux excès répétés !

NOTES

-
-
-
-
-
-
-

MES TRACKERS

Coloriez votre niveau de statisfaction :

Zéro stress										☺
Zéro envies de sucre										☺
25 g de sucre ajouté										☺
Training/séance feel good										☺

Heure	Ce que j'ai mangé/bu (repas, collations, boissons en g)	Sucres (en g)

En sucres

(COLORIEZ : ▬ = 5G)

TOTAL : ....

VENDREDI

Petit déj'
Thé vert menthe
Pain intégral + beurre
Yaourt au soja
+ compote sans sucre

Déjeuner
Carottes râpées
+ vinaigrette
Œufs brouillés à
la ciboulette
Riz cantonais
Petits-suisses nature
+ myrtilles

Dîner
Tomate + mozzarella
Brochette de dinde
grillée aux champignons
Quinoa
Melon

BIEN-ÊTRE

Une to-do list pour tenir !

Pour lutter contre l'ennui qui pousse à grignoter du salé ou du sucré, créez une to-do list d'occupations : meal prep, dressing à trier, séance de training, créer un livre-photo des dernières vacances…

FOOD

Œufs brouillés à la ciboulette

(pour 2 personnes).
Battez 4 œufs en omelette et ajoutez 1 c. à s. de crème épaisse. Salez et poivrez. Faites cuire les œufs au bain-marie en mélangeant régulièrement. Retirez du feu dès que les œufs sont crémeux. Ajoutez quelques brins de ciboulette ciselée et servez.

MOTIVATION

Et si je craque sur des sucreries avec mon café ?

Certaines circonstances rallument les envies de sucre. C'est le cas par exemple du café ou du thé après le déjeuner, qui donne envie d'un petit quelque chose de sucré… Faites-vous plaisir avec 1 carré de chocolat noir à 70 ou 80 % de cacao (IG bas et peu sucré).

♡ MES TRACKERS ♡

Coloriez votre niveau de statisfaction :

Zéro stress
Zéro envies de sucre
25 g de sucre ajouté
Training/séance feel good

NOTES

Heure	Ce que j'ai mangé/bu (repas, collations, boissons en g)	Sucres (en g)

En sucres
(COLORIEZ : ■ =

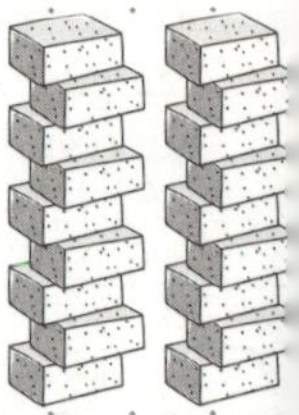

TOTAL : ....

SAMEDI

FOOD

Barres de céréales gourmandes (x 6)
Mixez 60 g de flocons d'avoine. Concassez 25 g d'amandes. Mixez 100 g d'abricots secs avec 50 g de purée d'amandes, ajoutez 1 pincée de sel et 50 g de lait de coco. Mélangez avec les amandes et les flocons et étalez sur une plaque de 20 x 10 cm (tassez bien). Entreposez au frais 1 h, puis découpez 6 barres.

SPORT

HIIT training (niveau confirmé)
Échauffement : 5 min (petit trot, enrouler d'épaules…)
Alternez 1 min d'exercice/ 30 s de récup' :
- Burpees
- Abdos crunchs
- Mountain climbers
- Demi-pompes
- Fentes avant

Faites ce circuit 2 à 3 fois.

Petit déj'
Thé citron
Pancakes + compote de pommes sans sucre
Fromage blanc nature

Déjeuner
Taboulé de quinoa
Carpaccio de bœuf + roquette et tomates demi-séchées
Ananas

Dîner
Salade de haricots verts à la feta + vinaigrette
Viande des Grisons
Fromage blanc + miel d'acacia
Pain intégral

MOTIVATION

Je grignote healthy, ok, mais trop… Le week-end, à la maison, vous êtes tentée de grignoter des oléagineux (amandes, noisettes, noix de cajou…)? Ces aliments sont sains et sans sucre, mais riches en graisses dont l'abus n'est pas bon pour la silhouette! Structurez bien vos repas pour éviter de grignoter entre et consommez raisonnablement les oléagineux (15 à 20 g par jour max).

NOTES

-
-
-
-
-
-
-

MES TRACKERS

Coloriez votre niveau de statisfaction :

Zéro stress											☺
Zéro envies de sucre											☺
25 g de sucre ajouté											☺
Training/séance feel good											☺

Heure	Ce que j'ai mangé/bu (repas, collations, boissons en g)	Sucres (en g)

En sucres
(COLORIEZ ▬ = 5G)

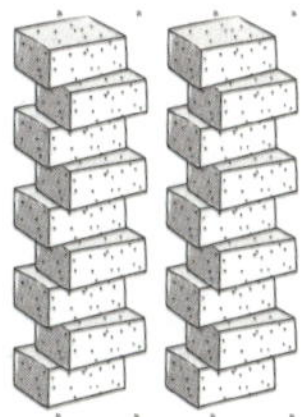

TOTAL : ....

DIMANCHE

Petit déj'
Thé noir à la bergamote
Avocado toast + 1 œuf mollet et tomates cerise

Déjeuner
Gaspacho de concombre
Wok de poulet, oignons et courgettes, sauce soja
Riz basmati
Prunes

Dîner
Salade de riz (avec le reste de riz du déjeuner)
Faisselle nature + confiture de myrtilles 100% fruits (ou faite avec un sucre naturel)
Abricots

MOTIVATION

Je ne sais pas comment faire au resto ! Si vous devez manger au resto aujourd'hui, les desserts sont malheureusement rarement au sucre naturel. Faites donc un cheat meal sans culpabilité. Ou, si vous voulez limiter les excès de sucre raffiné, choisissez un sorbet au citron ou un dessert à partager à deux.

BIEN-ÊTRE

Qi gong énergisant
Pour commencer la journée pleine d'énergie, testez la posture du bois : debout, jambes écartées et parallèles, fermez les yeux et visualisez une forêt devant vous. Levez les bras, parallèles au sol. Poussez l'air devant vous avec les mains, étirez la nuque vers le haut, poussez sur les jambes tendues pour vous étirer. Faites le plein de motivation pour la semaine à venir !

FOOD

Salade de riz
(pour 4 personnes)
Faites cuire 150 g de riz basmati, égouttez et laissez refroidir. Ajoutez 1 avocat en morceaux, ½ boîte de cœurs de palmiers émincés, ½ oignon rouge haché et 20 crevettes décortiquées, de la ciboulette ciselée. Assaisonnez avec une vinaigrette à l'huile d'olive.

MES TRACKERS

Coloriez votre niveau de statisfaction :

Zéro stress
Zéro envies de sucre
25 g de sucre ajouté
Training/séance feel good

NOTES

Heure	Ce que j'ai mangé/bu (repas, collations, boissons en g)	Sucres (en g)

En sucres
(COLORIEZ : =

TOTAL : ....

MOIS 3 : OBJECTIF STABILISATION – SEMAINE 1

Mon bilan semaine 1

Mes victoires

Mes petits échecs

Niveau bien-être, comment je me suis sentie ?

Sucres consommés par jour (en moyenne) :

Comment j'ai réussi à réintégrer les sucres naturels ? PEUT MIEUX FAIRE ! ☆ ☆ ☆ ☆ ☆ ☆ ☆ ☆ ☆ ☆ AU TOP !

Ce qui m'a aidée à mieux gérer

Ce qui a été compliqué

Ce que je peux faire la semaine prochaine pour progresser :

Cette semaine, vous avez réintégré les sucres naturels et vous avez sans doute réussi à vous faire plaisir avec un dessert délicatement sucré au miel d'acacia, ou vous avez comblé un petit creux avec une barre de céréales healthy… Mais peut-être avez-vous succombé trop souvent aux tentations sucrées ? Vous ferez mieux la semaine prochaine, en prévoyant bien vos repas et en analysant ce qui vous a fait déraper.

Semaine 2 : je maîtrise ma consommation de sucres naturels

Mon agenda

N'oubliez pas de noter tout ce qui vous aidera à mieux vous organiser cette semaine :
– les horaires pour faire vos courses
– les invitations
– les horaires de meal prep
– vos séances de HIIT et de bien-être…
– vos rendez-vous

Jour	Date		
LUN	....	.....h.... : HIIT	.....h.... : ....
		.....h.... :	.....h.... : ....
		.....h.... :	.....h.... : ....
MA	....	.....h.... : Challenge sport	.....h.... : ....
		.....h.... :	.....h.... : ....
		.....h.... :	.....h.... : ....
MER	....	.....h.... : Séance bien-être	.....h.... : ....
		.....h.... :	.....h.... : ....
		.....h.... :	.....h.... : ....
JEU	....	.....h.... : HIIT	.....h.... : ....
		.....h.... :	.....h.... : ....
		.....h.... :	.....h.... : ....
VEN	....	.....h.... : Challenge sport	.....h.... : ....
		.....h.... :	.....h.... : ....
		.....h.... :	.....h.... : ....
SA	....	.....h.... : HIIT	.....h.... : ....
		.....h.... :	.....h.... : ....
		.....h.... :	.....h.... : ....
DIM	....	.....h.... : Séance bien-être	.....h.... : ....
		.....h.... :	.....h.... : ....
		.....h.... :	.....h.... : ....

MON MEAL PREP

Établissez-le à partir des menus proposés chaque jour et de votre agenda !

Quand préparer ?	Pour quel plat ?	Prévu quand ?	Les préparations (épluchage/découpe/cuisson) que je peux prévoir…

MA LISTE DE COURSES

À partir des menus proposés chaque jour, notez ce qu'il vous manque dans votre liste de courses (mais zéro céréale raffinée et zéro sucre ajouté hors votre sucre naturel chouchou).

☐	☐	☐ ....
☐	☐	☐ ....
☐	☐	☐ ....
☐	☐	☐ ....
☐	☐	☐ ....
☐	☐	☐ ....
☐	☐	☐ ....
☐	☐	☐ ....
☐	☐	☐ ....
☐	☐	☐ ....
☐	☐	☐ ....

LUNDI

Petit déj'
Thé à la bergamote
Pain intégral au levain
+ beurre
Yaourt au soja
+ compote sans sucre

Déjeuner
Salade jar de lentilles
Pêche
Café noir + 10 g de chocolat noir sans sucre ajouté
+/- pain intégral

Dîner
Œuf coque + mouillettes de pain intégral
Épinards sautés
Petits-suisses nature et fruits rouges

FOOD

Salade jar

(pour 1 personne)
Mettez 100 g de lentilles dans le fond d'un bocal. Ajoutez de la mâche, quelques tomates cerise coupées en quatre, 100 g de tofu aux herbes en dés et 1 petite poignée de graines germées. Saupoudrez de quelques amandes concassées. Ajoutez une vinaigrette à l'huile d'olive et fermez votre jar.

SPORT

HIIT training

Échauffement : 5 min (petit trot, enrouler d'épaules…)
Alternez 1 min d'exercice/30 s de récup' :
- Fentes avant de chaque côté
- Jumping jacks
- Fentes sautées
- Sprint
- Mountain climbers

Faites ce circuit 2 à 3 fois.

MOTIVATION

C'est lundi, je positive ! Ce matin, mettez-vous devant un miroir et regardez-vous bien dans les yeux. Pensez à votre journée et à vos objectifs du jour. Prenez une grande inspiration et répétez plusieurs fois d'une voix haute et ferme : « Je vais y arriver, je vais réussir. » Soyez convaincue de vos paroles, ça vous motivera à bloc !

MES TRACKERS

Coloriez votre niveau de statisfaction :

Zéro stress
Zéro envies de sucre
25 g de sucre ajouté
Training/séance feel good

NOTES

Heure	Ce que j'ai mangé/bu (repas, collations, boissons en g)	Sucres (en g)

En sucres

(COLORIEZ : = 5

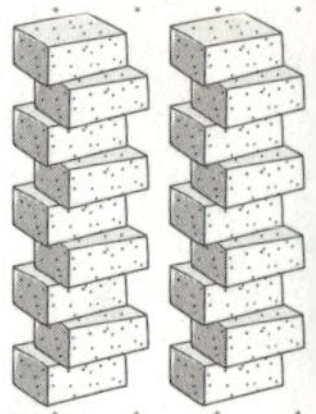

TOTAL : …………

MARDI

FOOD

Cake au thon (pour 4 à 5 personnes)

Égouttez et émiettez 280 g (poids net) de thon au naturel. Ajoutez 150 g de fromage blanc, 25 g de moutarde et 1 oignon rouge ou blanc haché. Mélangez, intégrez 50 g de farine intégrale, 2 c. à s. de graines de lin mixées et 3 œufs. Salez, poivrez et ajoutez de la ciboulette ciselée. Faites cuire dans un moule à cake tapissé de papier cuisson 45 min à 1 h à 180 °C (th. 6).

Petit déj'
Café noir
Biscottes complètes
+ beurre
Amandes et abricots secs

Déjeuner
Aiguillettes de poulet grillées
Aubergines au four, sauce tomate et parmesan + boulgour
Prunes

Dîner
Cake au thon
Salade verte
+ vinaigrette
Compote sans sucre

MOTIVATION

J'ai envie de grignoter dans la soirée !

La réintroduction des sucres naturels peut relancer les envies de grignoter. Dans ce cas, prenez un stick à huiles essentielles et mettez-y 8 gouttes de : cannelle de Ceylan écorce, girofle, bergamote et camomille romaine. Respirez votre stick quand l'envie de grignoter vous prend (max 4 fois par jour).

SPORT

Abs challenge

- Planche : 45 s + 30 s de récup'
- Planche latérale : 30 s de chaque côté + 15 s de récup'

Effectuez ce circuit 3 à 5 fois.

NOTES

-
-
-
-
-
-
-

MES TRACKERS

Coloriez votre niveau de statisfaction :

Zéro stress

Zéro envies de sucre

25 g de sucre ajouté

Training/séance feel good

Heure	Ce que j'ai mangé/bu (repas, collations, boissons en g)	Sucres (en g)

En sucres

(COLORIEZ : = 5G)

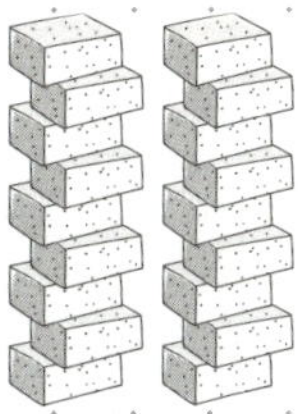

TOTAL : ....

MERCREDI

Petit déj'
Thé vert menthe
Flocons d'avoine
+ fromage blanc
+ morceaux d'ananas

Déjeuner
Filet de truite au four
Courgettes grillées et
patate douce
Sorbet abricot

Dîner
Salade de penne
complets, tomate,
mâche, tomme de
brebis, œuf dur, cœurs
de palmiers + vinaigrette
Yaourt nature + sucre
de bouleau

BIEN-ÊTRE

Pause bien-être de milieu de semaine

Le mercredi ou le jeudi, prenez un peu de temps pour vous détendre après le travail : cela permet de relâcher la pression. Lisez un bon livre, visionnez votre série préférée, mettez une musique d'ambiance et relaxez-vous.

FOOD

Sorbet abricot

(pour 4 personnes)
Congelez 200 g d'abricots coupés en morceaux et 100 g de banane en rondelles. Mixez les fruits avec 40 g de sirop d'agave jusqu'à l'obtention d'une purée. Montez en neige 1 blanc d'œuf et incorporez-le à la purée de fruits. Entreposez au réfrigérateur 2 à 3 h.

MOTIVATION

J'ai encore des envies de sucre… À cette étape, il se peut que vous soyez plus vulnérable au sucre quand vous êtes anxieuse. Vos séances feel good devraient vous aider, pratiquez-les plus souvent. Veillez aussi à de bons apports en oméga-3 : ils réduisent les risques de dépression et améliorent la résistance au stress. Mangez des poissons gras (saumon, truite, harengs…), des graines de lin ou de chia, de l'huile de colza, de cameline…

MES TRACKERS

Coloriez votre niveau de statisfaction :

Zéro stress
Zéro envies de sucre
25 g de sucre ajouté
Training/séance feel good

NOTES

•
•
•
•
•
•
•

Heure	Ce que j'ai mangé/bu (repas, collations, boissons en g)	Sucres (en g)

TOTAL : ....

En sucres
(COLORIEZ : = 5

JEUDI

FOOD

Mini-blinis au sarrasin
(pour 25 unités)
Mélangez 80 g de farine de sarrasin avec ½ c. à c. de sel et ½ c. à c. de bicarbonate de sodium. Ajoutez 20 g de tahin, 1 jaune d'œuf, 10 cl de lait et 1 c. à c. de jus de citron. Intégrez le blanc d'œuf en neige. Faites cuire les blinis dans une poêle antiadhésive légèrement graissée (1 c. à c. de pâte par blini). Dès que de petites bulles apparaissent, retournez et laissez cuire encore 2 min.

SPORT

HIIT challenge corde à sauter
Échauffement : 5 min (petit trot et enrouler d'épaules)
Corde à sauter : 30 s à vitesse maximale + 15 s de récup', pendant 10 min minimum.

MOTIVATION

Je me reboost ! Ce 3e mois est dur côté motivation. Boostez votre estime de soi pour avoir davantage envie de surveiller votre alimentation. Créez une page « Boîte à soleil » dans votre agenda : dessinez un soleil au centre d'une page et formez une multitude de rayons autour. Notez chaque jour sur 3 rayons les éléments positifs de votre journée ou ce qui vous a rendue heureuse.

Petit déj'
Thé aux fruits rouges
Pain complet de seigle + fromage frais de chèvre
Fruit frais

Déjeuner
Steak haché à 5 % de MG au gril
Haricots verts sautés à l'ail + penne complets
Nectarine

Dîner
Mini-blinis au sarrasin + fromage frais et saumon fumé
Salade de tomates + vinaigrette
Poire

NOTES

-
-
-
-
-
-
-

MES TRACKERS

Coloriez votre niveau de statisfaction :

Zéro stress
Zéro envies de sucre
25 g de sucre ajouté
Training/séance feel good

Heure	Ce que j'ai mangé/bu (repas, collations, boissons en g)	Sucres (en g)

TOTAL : ....

En sucres
(COLORIEZ : [sucre] = 5G)

VENDREDI

Petit déj'
Café noir
Wasa® fibres + lamelles d'avocat et graines de sésame
Fruit frais

Déjeuner
Concombre + sauce au yaourt et menthe
Filet mignon de porc au four
Purée de patates douces
Fraises

Dîner
Jambon de dinde
Taboulé au boulgour (avec tomate, concombre, avocat, oignon rouge, menthe)
Faisselle nature + sirop d'agave

SPORT

Challenge gainage

Pour un beau ventre plat !

- Planche statique : 1 min
- Planche latérale : 45 s de chaque côté

Répétez chaque exercice 3 fois.

FOOD

Purée de patates douces

(pour 4 personnes)

Pelez et coupez en morceaux 800 g de patate douce et faites-les cuire à l'eau bouillante 15 min, égouttez. Pelez et hachez 1 cm de gingembre frais. Mixez les patates douces avec le gingembre, 10 cl de lait de coco et 10 cl de lait (de vache ou végétal). Salez et poivrez.

MOTIVATION

J'ai tendance à déraper sur les quantités de sucre.

La réintroduction des sucres naturels est parfois délicate : on a tendance à avoir envie de sucre quand on commence à en manger. Si c'est votre cas, consommez de préférence le sucre en fin de repas, quand vous êtes déjà assez rassasiée, plutôt qu'en dehors (surtout quand vous avez très faim) : les risques de dérives sont moindres.

MES TRACKERS

Coloriez votre niveau de statisfaction :

Zéro stress
Zéro envies de sucre
25 g de sucre ajouté
Training/séance feel good

NOTES

Heure	Ce que j'ai mangé/bu (repas, collations, boissons en g)	Sucres (en g)

En sucres
(COLORIEZ : = 5

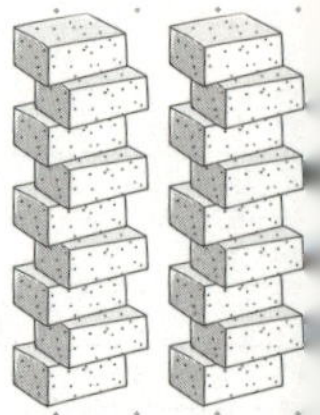

TOTAL : ....

SAMEDI

MOTIVATION

Je ne ressens pas le besoin ni l'envie de manger du sucre… Parfait ! Vérifiez juste que vous ne refoulez pas vos envies (au risque de cumuler des frustrations et d'avoir des compulsions irrépressibles plus tard). Si vous n'en ressentez vraiment ni le besoin ni l'envie, c'est parfait, ne vous forcez pas à en consommer !

FOOD

Biscuits healthy (pour 15 biscuits)

Mixez 85 g de flocons d'avoine et mélangez-les avec 70 g de farine de sarrasin et 2 pincées de sel. Ajoutez 65 g de ghee (ou 75 g de beurre) et 70 g de sucre de coco. Mélangez bien. Ajoutez un peu d'eau pour obtenir une pâte compacte (pas trop collante) et étalez-la. Découpez les biscuits à l'emporte-pièce et disposez-les sur une plaque recouverte de papier cuisson. Faites cuire au four 18 à 20 min à 180 °C (th. 6).

SPORT

HIIT training

Échauffement : 5 min (petit trot et enrouler d'épaules)

Alternez 1 min d'exercice/30 s de récup' :

- Sprint
- Pompes
- Corde à sauter
- Fentes sautées
- Crabe

Faites ce circuit 2 à 3 fois.

Petit déj'

Rooibos
1 overnight oatmeal
1 biscuit healthy

Déjeuner

Wok de courgettes, oignons, tofu fumé + sauce soja
Riz basmati
Fromage blanc + myrtilles

Dîner

Œufs mollets
Purée de céleri surgelée
Brie
Poire
Pain intégral au levain

NOTES

-
-
-
-
-
-
-

MES TRACKERS

Coloriez votre niveau de statisfaction :

Zéro stress
Zéro envies de sucre
25 g de sucre ajouté
Training/séance feel good

Heure	Ce que j'ai mangé/bu (repas, collations, boissons en g)	Sucres (en g)

En sucres

(COLORIEZ : = 5G)

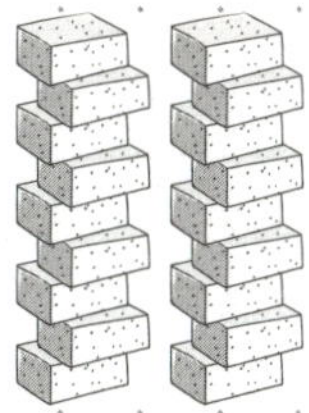

TOTAL : …………

DIMANCHE

Petit déj'
Thé earl grey
Pain intégral + beurre
Œuf miroir
Smoothie mangue

Déjeuner
Brochette de poulet au curry
Ratatouille et quinoa
Dessert de chia, figues et menthe

Dîner
Radis à la croque
Jambon cru dégraissé
Brocolis sautés et reste de quinoa du déjeuner
Pastèque

BIEN-ÊTRE

Morning routine
Se lever tôt est la routine feel good du moment ! Cela permet d'avoir du temps pour soi : se détendre, faire du sport, des activités de bien-être ou réfléchir aux objectifs de la journée. Vous profiterez pleinement de votre journée et aurez un mental au top ! L'astuce en été : laissez les volets entrouverts la nuit pour vous réveiller avec le soleil.

MOTIVATION

Je me motive en mode healthy ! C'est dimanche, reboostez votre envie de healthy food avec un petit défi nutrition : cuisiner un aliment healthy nouveau (graines de chia, agar-agar, épeautre, orge mondé ou perlé...). Trouvez des recettes sur Instagram ou Pinterest (adaptées en mode IG bas).

FOOD

Dessert de chia, figues et menthe (pour 4 personnes)
Mélangez 30 cl de lait végétal sans sucre avec 20 g de graines de chia et 2 c. à s. de sirop d'agave. Ajoutez 20 feuilles de menthe ciselées. Laissez les graines de chia gonfler 3 h, puis versez dans 4 ramequins. Mixez 4 figues avec 1 c. à c. de jus de citron et 1 à 2 c. à c. de miel d'acacia. Versez ce coulis dans les ramequins et servez.

♡ MES TRACKERS ♡

Coloriez votre niveau de statisfaction :

Zéro stress
Zéro envies de sucre
25 g de sucre ajouté
Training/séance feel good

NOTES

•
•
•
•
•
•

Heure	Ce que j'ai mangé/bu (repas, collations, boissons en g)	Sucres (en g)

TOTAL : ....

En sucres
(COLORIEZ : =

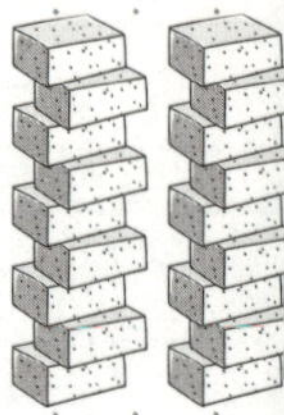

Mon bilan semaine 2

Mes victoires

Mes petits échecs

Niveau bien-être, comment je me suis sentie ?

Sucres consommés par jour (en moyenne) :

Comment j'ai réussi à réintégrer les sucres naturels ? PEUT MIEUX FAIRE ! ☆ ☆ ☆ ☆ ☆ ☆ ☆ ☆ ☆ ☆ AU TOP !

Ce qui m'a aidée à mieux gérer

Ce qui a été compliqué

Ce que je peux faire la semaine prochaine pour progresser :

Les bonnes habitudes commencent à s'ancrer, vous êtes bientôt prête à gérer toute seule, comme un boss ! Vous savez mieux repérer ce que 25 g de sucre par jour représente, et cela vous rassure. Continuez à bien structurer vos menus pour éviter d'avoir faim en journée et de grignoter des sucreries… Encore 2 semaines d'accompagnement et vous serez fin prête !

Semaine 3 : je dégomme les tentations

MON AGENDA

N'oubliez pas de noter tout ce qui vous aidera à mieux vous organiser cette semaine :

– les horaires pour faire vos courses
– les invitations
– les horaires de meal prep
– vos séances de HIIT et de bien-être…
– vos rendez-vous

LUN	....	.....h.... : HIIT	.....h.... : ....
		.....h.... :	.....h.... : ....
		.....h.... :	.....h.... : ....
MA	....	.....h.... : Séance bien-être	.....h.... : ....
		.....h.... :	.....h.... : ....
		.....h.... :	.....h.... : ....
MER	....	.....h.... : HIIT	.....h.... : ....
		.....h.... :	.....h.... : ....
		.....h.... :	.....h.... : ....
JEU	....	.....h.... : Séance bien-être	.....h.... : ....
		.....h.... :	.....h.... : ....
		.....h.... :	.....h.... : ....
VEN	....	.....h.... : HIIT	.....h.... : ....
		.....h.... :	.....h.... : ....
		.....h.... :	.....h.... : ....
SA	....	.....h.... : Séance bien-être	.....h.... : ....
		.....h.... :	.....h.... : ....
		.....h.... :	.....h.... : ....
DIM	....	.....h.... : Séance bien-être	.....h.... : ....
		.....h.... :	.....h.... : ....
		.....h.... :	.....h.... : ....

Mon meal prep

Établissez-le à partir des menus proposés chaque jour et de votre agenda !

Quand préparer ?	Pour quel plat ?	Prévu quand ?	Les préparations (épluchage/découpe/cuisson) que je peux prévoir…

Ma liste de courses

À partir des menus proposés chaque jour, notez ce qu'il vous manque dans votre liste de courses (mais zéro céréale raffinée et zéro sucre ajouté hors votre sucre naturel chouchou).

☐	☐	☐ ....
☐	☐	☐ ....
☐	☐	☐ ....
☐	☐	☐ ....
☐	☐	☐ ....
☐	☐	☐ ....
☐	☐	☐ ....
☐	☐	☐ ....
☐	☐	☐ ....
☐	☐	☐ ....
☐	☐	☐ ....

LUNDI

Petit déj'
Café noir
Biscottes complètes
+ chèvre frais
Fruit frais

Déjeuner
Tartare d'avocat, chou rouge et radis noir
Poulet rôti
Écrasé de patate douce
Nectarine

Dîner
Gaspacho de tomates
Taboulé de quinoa
+ tofu aux herbes
Fromage blanc + miel d'acacia

MOTIVATION

Le lundi, je me motive !
Notez vos objectifs (food, training…) de la semaine (attention, ils doivent être réalisables : faire un goûter healthy, consommer maxi 15 g de sucre naturel, suivre le circuit training proposé jusqu'au bout…). Lisez-les à voix haute pour les ancrer dans votre tête. *Go !*

SPORT

HIIT training
Échauffement : 5 min (petit trot et enrouler d'épaules)
Alternez 1 min d'exercice/30 s de récup' :
- Fentes croisées alternées
- Fentes sautées
- Demi-pompes
- Mountain climbers
- Corde à sauter

Faites ce circuit 2 fois.

FOOD

Tartare d'avocat, chou rouge et radis noir (pour 2 personnes)

Pelez et coupez 1 avocat en petits morceaux, citronnez. Hachez finement 100 g de chou rouge et assaisonnez avec de la vinaigrette à l'huile d'olive. Pelez et coupez 100 g de radis noir en petits morceaux. Ajoutez 1 c. à s. d'huile d'olive et 1 c. à s. de gomasio. Assemblez les tartares à l'aide d'un emporte-pièce de 10 cm : mettez l'avocat, le chou rouge et enfin le radis noir. Servez bien frais.

MES TRACKERS

Coloriez votre niveau de statisfaction :

Zéro stress
Zéro envies de sucre
25 g de sucre ajouté
Training/séance feel good

NOTES

•
•
•
•
•
•
•

Heure	Ce que j'ai mangé/bu (repas, collations, boissons en g)	Sucres (en g)

En sucres
(COLORIEZ : =

TOTAL : …………

MARDI

BIEN-ÊTRE

Je visualise mes objectifs atteints

Presque la fin du programme, objectifs bientôt atteints. Le matin, fermez les yeux, inspirez et expirez lentement, puis ressentez toute la fierté et la joie que cela vous procure. Laissez la sensation vous envahir complètement. Ouvrez les yeux : votre journée commence bien, vous êtes motivée !

FOOD

Cake tomate-pavot

(pour 6 personnes)

Mélangez 250 g de farine intégrale avec ½ sachet de levure chimique et 1 c. à c. de sel. Ajoutez 3 œufs, 4 cl d'huile d'olive et 150 g de courgette râpée. Mélangez, ajoutez 200 g de tomates en morceaux, 100 g de fromage râpé et 20 g de graines de pavot. Mettez dans un moule à cake et faites cuire 45 min à 180 °C (th. 6).

MOTIVATION

J'ai de moins en moins de tentations, mais… si on vous offre un paquet de confiseries, la situation se complique ! Acceptez poliment mais essayez de ne pas le garder chez vous (offrez-en au bureau, par exemple). À cette étape du programme, vous êtes suffisamment forte pour résister sans que ça vous coûte trop. Soyez-en fière !

Petit déj'

Thé matcha au lait d'amande
Pain intégral + purée d'avocat (avocat mixé avec un peu de sel, jus de citron et épices)
Fromage blanc nature

Déjeuner

Salade de mâche, gésiers, tomate, champignons émincés, noix + vinaigrette
Chèvre frais
Melon
Pain intégral au levain

Dîner

Cake tomate-pavot
Salade de jeunes pousses + vinaigrette
Compote sans sucre

NOTES

-
-
-
-
-
-
-

MES TRACKERS

Coloriez votre niveau de satisfaction :

Zéro stress	☐☐☐☐☐☐☐☐ ☺
Zéro envies de sucre	☐☐☐☐☐☐☐☐ ☺
25 g de sucre ajouté	☐☐☐☐☐☐☐☐ ☺
Training/séance feel good	☐☐☐☐☐☐☐☐ ☺

Heure	Ce que j'ai mangé/bu (repas, collations, boissons en g)	Sucres (en g)

En sucres

(COLORIEZ : ▬ = 5G)

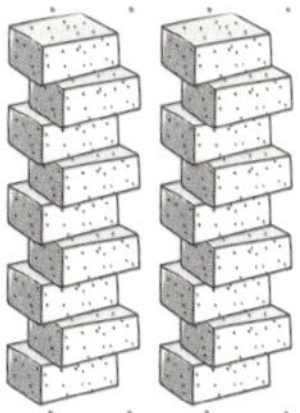

TOTAL : ....

MERCREDI

Petit déj'
Thé vert aux agrumes
Flocons de céréales à IG bas (avoine, orge, épeautre, quinoa…)
+ yaourt nature
+ morceaux de fruits frais et amandes concassées

Déjeuner
Tartines de patate douce
Ratatouille
Poire

Dîner
Omelette aux fines herbes
Boulgour + le reste de ratatouille du déjeuner
Yaourt au soja nature
+ sucre de coco
1 carré de chocolat noir à 70% de cacao

FOOD

Tartines de patate douce (pour 4 personnes)

Lavez et coupez 700 g de patate douce en tranches d'1 cm d'épaisseur. Salez, ajoutez 1 filet d'huile d'olive. Enfournez à 180 °C (th. 6) pour 35 min. Faites revenir 4 à 5 échalotes émincées à la poêle avec un peu d'huile d'olive, mettez-les sur les tartines de patate douce cuites, avec 80 g de roquefort émietté et des noix. Enfournez à nouveau 5 à 10 min.

SPORT

HIIT training

Échauffement : 5 min (petit trot et enrouler d'épaules)
Alternez 1 min d'exercice/30 s de récup' :
- Squats jumps
- Pompes
- Burpees
- Spiderman
- Sprint

Faites ce circuit 2 fois.

MOTIVATION

J'ai craqué !

À ce stade, les craquages viennent surtout des émotions. Quand des idées noires vous assaillent, versez 2 gouttes d'HE d'orange douce, apaisante, dans le creux des poignets, frottez et respirez profondément pendant 1 à 2 min.

MES TRACKERS

Coloriez votre niveau de statisfaction :

Zéro stress
Zéro envies de sucre
25 g de sucre ajouté
Training/séance feel good

NOTES

Heure	Ce que j'ai mangé/bu (repas, collations, boissons en g)	Sucres (en g)

En sucres
(COLORIEZ : =

TOTAL : ………..

JEUDI

BIEN-ÊTRE

Playlist feel good

Faire des listes positives, c'est feel good. Alors, pourquoi ne pas faire aujourd'hui une playlist ? Listez les musiques et chansons qui vous font du bien, vous reboostent et vous donnent envie de danser. À écouter sans modération… *Enjoy !*

FOOD

Smoothie fruits rouges

(pour 1 personne)

Mettez 100 g de fruits rouges frais ou décongelés (myrtilles, framboises, mûres ou un mélange) dans le bol d'un blender. Ajoutez 1 yaourt nature (de vache ou au soja) et 1 à 2 c. à c. de sirop d'agave. Mixez. Ajoutez 3 glaçons, mixez à nouveau. Dégustez à la paille.

Petit déj'

Thé citron
Pain complet de seigle
+ comté en lamelles
Compote sans sucre

Déjeuner

Steak de soja poêlé
Salade de tomate, concombre, feta, menthe
+ vinaigrette
Smoothie fruits rouges
Pain intégral au levain

Dîner

Filet de lieu noir en papillote
Tomates à la provençale
+ semoule complète
Pastèque

MOTIVATION

Je suis encore un peu tentée quand je fais les courses… C'est de plus en plus rare, mais rassurez-vous, ça arrive même aux meilleures ! Allez toujours en courses le ventre plein et faites une liste : vous éviterez ainsi de dériver dans les rayons critiques (gâteau, chips…). Vous pouvez aussi faire un drive !

NOTES

-
-
-
-
-
-
-

MES TRACKERS

Coloriez votre niveau de statisfaction :

Zéro stress
Zéro envies de sucre
25 g de sucre ajouté
Training/séance feel good

Heure	Ce que j'ai mangé/bu (repas, collations, boissons en g)	Sucres (en g)

TOTAL : ....

En sucres

(COLORIEZ : = 5G)

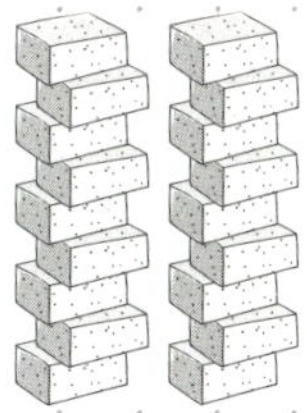

VENDREDI

Petit déj'
Rooibos au citron
Wasa® fibres + fromage frais
Yaourt au soja nature + compote sans sucre

Déjeuner
Rôti de porc
Courgettes sautées et quinoa
Faisselle nature + coulis de mangue

Dîner
Pizza jambon fromage
Salade verte + vinaigrette
Pomme au four

MOTIVATION

J'ai encore craqué, c'est pas normal !

Si vos envies de sucre raffiné persistent à ce stade du programme, vous avez peut-être un problème de régulation de la glycémie. Faites une cure de chrome (en ampoules de granions de chrome : 2 par jour pendant 15 jours). Cet oligoélément régule la glycémie et réduit les envies de sucré.

SPORT

HIIT training

Échauffement : 5 min (petit trot et enrouler d'épaules)
Alternez 1 min d'exercice/ 30 s de récup' :

- Fentes avant de chaque côté
- Squats
- Pompes
- Sprint

Faites ce circuit 3 fois.

FOOD

Pommes au four (pour 4 personnes)

Pelez 4 belles pommes. Creusez pour ôter les trognons, mettez-les dans un plat antiadhésif allant au four. Mélangez 30 g de miel d'acacia, 30 g de poudre d'amandes et 2 pincées de cannelle et répartissez dans les pommes évidées. Versez 2 c. à s. d'eau dans le plat et enfournez à 180 °C (th. 6) pour 50 min environ.

MES TRACKERS

Coloriez votre niveau de satisfaction :

- *Zéro stress* ☐☐☐☐☐☐☐☐ ☺
- *Zéro envies de sucre* ☐☐☐☐☐☐☐☐ ☺
- *25 g de sucre ajouté* ☐☐☐☐☐☐☐☐ ☺
- *Training/séance feel good* ☐☐☐☐☐☐☐☐ ☺

NOTES

•
•
•
•
•
•
•

Heure	Ce que j'ai mangé/bu (repas, collations, boissons en g)	Sucres (en g)

En sucres

(COLORIEZ : 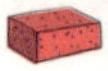 =

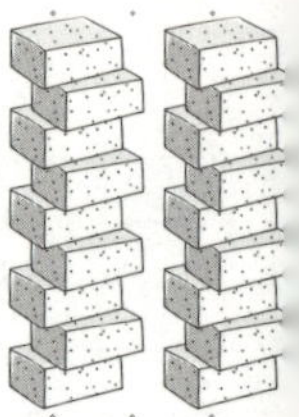

TOTAL : ....

SAMEDI

BIEN-ÊTRE

Challenge digital détox

Stress, fatigue, irritabilité… Ces symptômes sont typiques de l'hyperconnexion ! OFF ! Déconnectez des smartphones, tablettes et recentrez-vous sur l'essentiel juste aujourd'hui. Soufflez et reposez-vous ! Déstresser aide à résister au sucre.

FOOD

Gaspacho melon-basilic

(pour 4 personnes)

Mixez la chair d'1 melon avec celle d'1 concombre. Ajoutez le jus d'1 citron, 1 dizaine de feuilles de basilic ciselées, un peu de sel et 6 à 8 glaçons. Mixez à nouveau et servez.

Petit déj'

Thé earl grey

Bowl cake pomme-cannelle

Déjeuner

Gaspacho melon-basilic

Steak haché à 5 % de MG grillé

Aubergines vapeur + sauce tomate et parmesan

Abricots

Dîner

Pain intégral toasté + avocat en lamelles

Jambon blanc

Haricots verts sautés à l'ail

Fromage blanc + miel d'acacia

Fraises

MOTIVATION

J'ai plus envie de sucre pendant mes règles… Les envies de manger sont plus fréquentes à l'approche des règles. Ceci est dû à la chute du taux de progestérone et à l'augmentation des œstrogènes. Il y a également une chute du taux de sérotonine à ce moment-là (avec sautes d'humeur et baisse de moral…). Testez la maca en poudre, qui atténue le syndrome prémenstruel (dans un smoothie, un yaourt) ou en gélules.

NOTES

MES TRACKERS

Coloriez votre niveau de statisfaction :

Zéro stress

Zéro envies de sucre

25 g de sucre ajouté

Training/séance feel good

Heure	Ce que j'ai mangé/bu (repas, collations, boissons en g)	Sucres (en g)

TOTAL : ………….

En sucres

(COLORIEZ : = 5G)

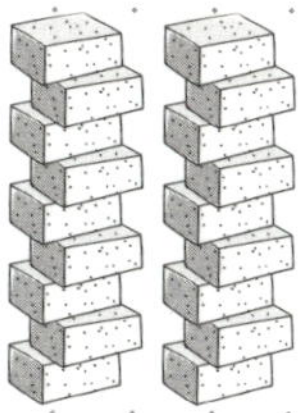

DIMANCHE

Petit déj'
Lait + cacao sans sucre + 1 c. à c. de sucre naturel
1 œuf coque
Pain intégral + beurre
Salade de fruits frais

Déjeuner
Tomate + vinaigrette
Spaghettis carbonara légers
Melon

Dîner
Œuf mollet
Petits pois
Comté
Prunes
Pain intégral au levain

BIEN-ÊTRE

Méditation avec HE

Diffusez dans la pièce quelques gouttes d'HE de lavande vraie, apaisante, installez-vous confortablement et prêtez attention à votre respiration. Puis focalisez-vous sur vos sensations. Si vos pensées s'échappent, revenez à votre respiration. Méditez ainsi 10 à 15 min.

MOTIVATION

J'ai peur de déraper quand je suis invitée. N'y allez pas le ventre vide (on a souvent tendance à moins manger au déjeuner quand on est invité le soir) ! Si vous avez faim, vous ne pourrez pas résister aux multiples tentations dès l'apéritif. Prenez plutôt un snack sain avant de partir et allez-y sereinement !

FOOD

Spaghettis carbonara légers
(pour 4 personnes)

Faites suer 400 g de champignons émincés dans une poêle 5 min avec 1 c. à s. d'huile d'olive. Ajoutez 200 g d'allumettes de bacon fumé et poursuivez la cuisson 3 min. Ajoutez 8 c. à s. de crème légère ou de soja, mélangez et coupez le feu. Faites cuire 250 g de spaghettis semi-complets *(al dente)* et égouttez. Mélangez avec la sauce et servez.

MES TRACKERS

Coloriez votre niveau de statisfaction :

Zéro stress	☐☐☐☐☐☐☐☐	☺
Zéro envies de sucre	☐☐☐☐☐☐☐☐	☺
25 g de sucre ajouté	☐☐☐☐☐☐☐☐	☺
Training/séance feel good	☐☐☐☐☐☐☐☐	☺

NOTES

•
•
•
•
•
•
•

Heure	Ce que j'ai mangé/bu (repas, collations, boissons en g)	Sucres (en g)

En sucres
(COLORIEZ : ▭ =

TOTAL : ....

Mon bilan semaine 3

Mes victoires

Mes petits échecs

Niveau bien-être, comment je me suis sentie ?

Sucres consommés par jour (en moyenne) :

Comment j'ai réussi à réintégrer les sucres naturels ? PEUT MIEUX FAIRE ! ☆ ☆ ☆ ☆ ☆ ☆ ☆ ☆ ☆ ☆ AU TOP !

Ce qui m'a aidée à mieux gérer

Ce qui a été compliqué

Ce que je peux faire la semaine prochaine pour progresser :

Vous êtes presque au bout de ce programme et je suis certaine que vous avez fait de nombreux progrès dans votre façon de manger au quotidien (repas mieux structurés). Les envies de sucre et de céréales raffinées s'espacent peu à peu. Si vous avez du mal à gérer vos envies, pensez à vous reposer davantage et à réaliser vos séances bien-être.

Semaine 4 : dernière ligne droite !

MON AGENDA

N'oubliez pas de noter tout ce qui vous aidera à mieux vous organiser cette semaine :
- les horaires pour faire vos courses
- les invitations
- les horaires de meal prep
- vos séances de HIIT et de bien-être…
- vos rendez-vous

LUN	....	.....h.... : HIIT	.....h.... : ....
		.....h.... :	.....h.... : ....
		.....h.... :	.....h.... : ....
MA	....	.....h.... : Séance bien-être	.....h.... : ....
		.....h.... :	.....h.... : ....
		.....h.... :	.....h.... : ....
MER	....	.....h.... : HIIT	.....h.... : ....
		.....h.... :	.....h.... : ....
		.....h.... :	.....h.... : ....
JEU	....	.....h.... : Challenge sport	.....h.... : ....
		.....h.... :	.....h.... : ....
		.....h.... :	.....h.... : ....
VEN	....	.....h.... : HIIT	.....h.... : ....
		.....h.... :	.....h.... : ....
		.....h.... :	.....h.... : ....
SA	....	.....h.... : Séance bien-être	.....h.... : ....
		.....h.... :	.....h.... : ....
		.....h.... :	.....h.... : ....
DIM	....	.....h.... : Séance bien-être	.....h.... : ....
		.....h.... :	.....h.... : ....
		.....h.... :	.....h.... : ....

MON MEAL PREP

Établissez-le à partir des menus proposés chaque jour et de votre agenda !

Quand préparer ?	Pour quel plat ?	Prévu quand ?	Les préparations (épluchage/découpe/cuisson) que je peux prévoir…

MA LISTE DE COURSES

À partir des menus proposés chaque jour, notez ce qu'il vous manque dans votre liste de courses (mais zéro céréale raffinée et zéro sucre ajouté hors votre sucre naturel chouchou).

☐	☐	☐ ....
☐	☐	☐ ....
☐	☐	☐ ....
☐	☐	☐ ....
☐	☐	☐ ....
☐	☐	☐ ....
☐	☐	☐ ....
☐	☐	☐ ....
☐	☐	☐ ....
☐	☐	☐ ....
☐	☐	☐ ....

LUNDI

Petit déj'
Thé aux agrumes
Flocons d'avoine + lait d'avoine + morceaux de fruits frais et noisettes concassées

Déjeuner
Taboulé au blé complet
Pizzas d'aubergines
Compote sans sucre

Dîner
Saumon fumé
Salade de sarrasin, roquette, tomates cerise et amandes concassées + vinaigrette
Yaourt nature + myrtilles

SPORT

HIIT training

Échauffement : 5 min (petit trot et enrouler d'épaules)

Alternez 1 min d'exercice/30 s de récup' :

- Fentes avant de chaque côté
- Squats jumps
- Burpees
- Pompes
- Sprint

Faites ce circuit 3 fois.

FOOD

Pizzas d'aubergines

(pour 4 personnes)

Lavez et découpez 2 aubergines en tranches d'1 cm d'épaisseur. Mettez-les sur une plaque recouverte de papier cuisson, ajoutez 1 filet d'huile d'olive, 1 pincée de sel et enfournez à 180 °C (th. 6) pour 25 min. Ajoutez ensuite desssus : tomates, jambon, origan, olives noires et mozzarella râpée, et ré-enfournez 10 min.

MOTIVATION

C'est lundi, je me motive ! Notez 3 de vos plus belles qualités («je suis à l'écoute», «je suis audacieuse», «je suis consciencieuse», «je suis persévérante») et lisez-les à voix haute plusieurs fois : cela augmente votre estime, vous vous sentez pleine d'énergie et prête à aller de l'avant. Exit, les difficultés (notamment dans votre programme) !

MES TRACKERS

Coloriez votre niveau de statisfaction :

- *Zéro stress*
- *Zéro envies de sucre*
- *25 g de sucre ajouté*
- *Training/séance feel good*

NOTES

•
•
•
•
•
•
•

Heure	Ce que j'ai mangé/bu (repas, collations, boissons en g)	Sucres (en g)

En sucres
(COLORIEZ : =

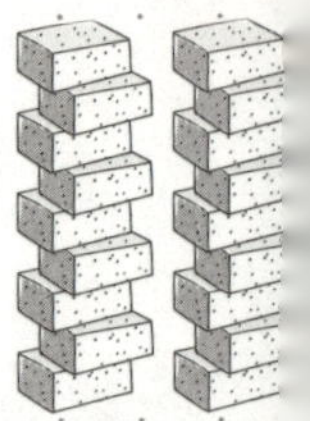

TOTAL : ....

MARDI

FOOD

Frites de patate douce au parmesan (pour 2 personnes)

Pelez et coupez en frites 400 g de patate douce. Mélangez-les avec 1 c. à s. d'huile d'olive, 2 bonnes pincées de paprika, 1 petite pincée de piment de Cayenne, 40 g de parmesan râpé et mélangez bien pour que les frites soient enrobées. Faites cuire 20 min sur une plaque recouverte de papier cuisson à 180 °C (th. 6) en retournant à mi-cuisson.

MOTIVATION

Je tiens bon ! Vous êtes au top ! Ne vous laissez déstabiliser par rien, même pas par des petites catastrophes. Vous avez oublié d'acheter des courgettes pour le dîner du jour ? Pas grave ! Profitez-en pour faire un repas « vide-frigo » et faites travailler votre imagination pour créer un menu équilibré et IG bas !

BIEN-ÊTRE

Une douche relaxante

Le soir, avant de vous coucher, prenez une douche relaxante : mettez 1 goutte d'HE de bois de santal, calmante, dans votre dose de gel douche et réalisez de petits massages circulaires sur la peau. Cette HE a aussi des vertus régénératrices pour la peau !

Petit déj'

Café noir
Pain intégral + beurre et jambon blanc
Compote sans sucre

Déjeuner

Concombre + sauce au yaourt et menthe
Aiguillettes de canard au gril
Frites de patate douce au parmesan
Petits-suisses nature + morceaux de mangue

Dîner

Wok de courgettes, oignons et tofu mariné au curry
Riz basmati semi-complet
Ananas

NOTES

-
-
-
-
-
-
-

MES TRACKERS

Coloriez votre niveau de satisfaction :

Zéro stress ☐☐☐☐☐☐☐☐ ☺
Zéro envies de sucre ☐☐☐☐☐☐☐☐ ☺
25 g de sucre ajouté ☐☐☐☐☐☐☐☐ ☺
Training/séance feel good ☐☐☐☐☐☐☐☐ ☺

Heure	Ce que j'ai mangé/bu (repas, collations, boissons en g)	Sucres (en g)

TOTAL : ....

En sucres

(COLORIEZ : = 5G)

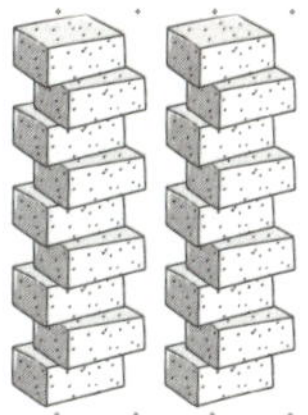

MERCREDI

Petit déj'
Café noir
2 cookies amandes-noisettes
Fruit frais à croquer
Yaourt nature

Déjeuner
Salade de lentilles, sardines, concombre, tomate, oignon rouge, amandes concassées + vinaigrette
Mangue

Dîner
Carottes râpées, tomate et avocat + vinaigrette
Œuf coque + mouillettes de pain intégral
Fromage blanc + fraises et sucre de coco

MOTIVATION

J'y suis presque ! Vous êtes bientôt au bout de ce programme sans sucre et vous vous sentez bien mieux ! Listez tous les bénéfices que vous ressentez et que vous constatez depuis le début du programme. Si vous rencontrez encore quelques difficultés, focalisez-vous sur vos plus belles réussites et relativisez.

FOOD

Cookies amandes-noisettes
(pour 12 cookies)
Mixez 50 g de flocons d'avoine et 25 g de son d'avoine. Ajoutez 50 g de poudre d'amandes, 50 g de sucre de coco, 2 g de levure chimique, 50 g de purée de noisettes et 50 g de yaourt au soja. Mélangez et laissez reposer la pâte 30 min. Formez 12 boules et aplatissez-les légèrement. Enfoncez des amandes concassées et enfournez pour 20 min à 170 °C (th. 5/6).

SPORT

HIIT training
Échauffement : 5 min (petit trot et enrouler d'épaules)
Alternez 1 min d'exercice/30 s de récup' :
- Sprint
- Jumping jacks
- Corde à sauter
- Squats
- Crabe

Faites ce circuit 3 fois.

MES TRACKERS

Coloriez votre niveau de statisfaction :

Zéro stress										☺
Zéro envies de sucre										☺
25 g de sucre ajouté										☺
Training/séance feel good										☺

NOTES

-
-
-
-
-
-
-

Heure	Ce que j'ai mangé/bu (repas, collations, boissons en g)	Sucres (en g)

TOTAL : ....

En sucres
(COLORIEZ : =

JEUDI

FOOD

Clafoutis de courgettes au chèvre frais

(pour 4 personnes)
Coupez en petits cubes 500 à 600 g de courgettes et faites-les précuire à la vapeur (elles doivent rester fermes). Battez 4 œufs en omelette, ajoutez 25 cl de lait, salez et poivrez. Mettez les courgettes dans un plat à gratin et versez la préparation dessus. Ajoutez 120 g de fromage frais de chèvre émietté et 20 feuilles de basilic ciselées. Enfournez pour 50 min à 180 °C (th. 6).

SPORT

Défi squats

Échauffement : 3 à 4 min (petit trot et enrouler d'épaules)

- 20 squats
- 25 squats sautés
- 20 squats
- 25 squats sautés
- 30 squats
- 30 squats sautés

30 s à 1 min de récup' entre les exercices.

MOTIVATION

Je craque encore, bouh…

À ce stade, les craquages sont surtout dus à la fatigue. Faites une micro-sieste pour récupérer de l'énergie. Asseyez-vous ou allongez-vous, fermez les yeux et laissez-vous aller ! 5 à 20 min max, vous ne devez pas entrer dans le sommeil profond, sinon il faut effectuer un cycle du sommeil complet (1 h 30).

Petit déj'

Thé à la menthe
Pain intégral + beurre
Fromage blanc + fruits rouges

Déjeuner

Brochette de dinde aux champignons
Clafoutis de courgettes au chèvre frais
Pastèque
Pain intégral au levain

Dîner

Salade de penne complets, tomates cerise, olives + vinaigrette
Jambon de volaille
Purée de céleri (surgelée)
Yaourt nature + coulis de fruits

NOTES

-
-
-
-
-
-
-

MES TRACKERS

Coloriez votre niveau de statisfaction :

Zéro stress

Zéro envies de sucre

25 g de sucre ajouté

Training/séance feel good

Heure	Ce que j'ai mangé/bu (repas, collations, boissons en g)	Sucres (en g)

TOTAL : ....

En sucres

(COLORIEZ : = 5G)

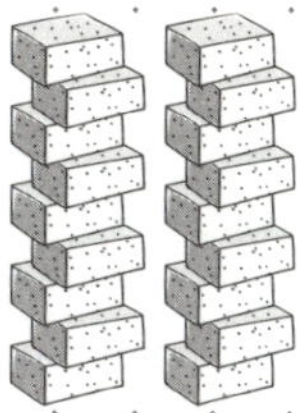

VENDREDI

Petit déj'
Thé citron
2 biscottes complètes
+ beurre
1 financier aux amandes

Déjeuner
Escalope de veau poêlée
Fenouil braisé et patate douce au four
Poire

Dîner
Salade de riz complet, thon, œuf dur, tomate, concombre, feta et basilic + vinaigrette
Ramequin de fruits rouges

SPORT

HIIT training

Échauffement : 5 min (petit trot et enrouler d'épaules)
Alternez 1 min d'exercice/ 30 s de récup' :

- Jumping jacks
- Fentes sautées
- Sprint
- Mountain climbers
- Corde à sauter
- Burpees
- Sprint

Faites ce circuit 2 fois.

MOTIVATION

Je me sens bien dans mon assiette !

Améliorez encore votre bien-être avec un petit défi nutrition : une journée zéro caféine. Les excitants tels que la caféine ont des effets stimulants sur le cerveau : vigilance accrue, meilleure concentration… mais ils favorisent aussi la sécrétion des hormones du stress (adrénaline, noradrénaline, cortisol) !

FOOD

Financiers aux amandes (pour 9 financiers)

Mixez finement 60 g de xylitol, mélangez avec 50 g de poudre d'amandes et 20 g de farine intégrale de blé ou d'épeautre, 75 g de purée d'amandes sans sucre, 1 c. à c. d'arôme d'amande amère et 1 pincée de sel. Intégrez 3 blancs d'œufs en neige et versez dans 9 moules à financiers. Enfournez à 240 °C (th. 8) pour 5 min, puis à 180 °C (th. 6) pour 10 min.

MES TRACKERS

Coloriez votre niveau de statisfaction :

- *Zéro stress*
- *Zéro envies de sucre*
- *25 g de sucre ajouté*
- *Training/séance feel good*

NOTES

-
-
-
-
-
-

Heure	Ce que j'ai mangé/bu (repas, collations, boissons en g)	Sucres (en g)

En sucres
(COLORIEZ : = 5

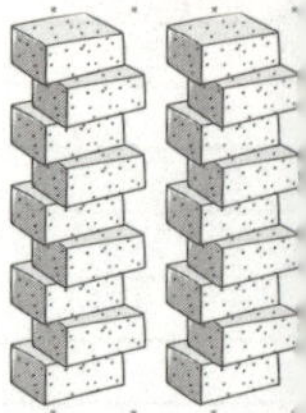

TOTAL : ....

SAMEDI

MOTIVATION

Je me fais plaiz ! Comme vous commencez à adorer manger healthy et zéro sucre, faites-vous plaisir avec un défi… veggie day ! Remplacez la viande ou le poisson par d'autres protéines animales (œufs, produits laitiers) et végétales (lentilles, pois chiches, soja…) : c'est bon pour la santé et pas cher ! L'idéal : au moins 1 à 2 fois par semaine.

Petit déj'
Café noir
Müesli sans sucre + lait d'amande + amandes concassées

Déjeuner
Carottes râpées + vinaigrette
Steak de soja au curry
Petits pois
Fromage blanc + miel d'acacia

Dîner
Salade de haricots rouges, tomate, avocat, épeautre, graines germées + vinaigrette
Compote sans sucre

FOOD

Citronnade maison

(pour 1 verre)
Mélangez le jus d'½ citron et 1 c. à c. de miel d'acacia. Versez 5 cl d'eau pétillante bien fraîche et mélangez doucement, puis versez à nouveau 15 cl d'eau pétillante. Dégustez avec 1 paille.

BIEN-ÊTRE

Challenge danse

Choisissez une danse et une musique qui vous plaisent (zumba, rock…) et créez un enchaînement de quelques minutes : la danse permet de sécréter des hormones du bien-être et le côté créatif booste votre estime. Sans oublier les calories brûlées quand vous dansez !

NOTES

-
-
-
-
-
-
-

MES TRACKERS

Coloriez votre niveau de statisfaction :

Zéro stress
Zéro envies de sucre
25 g de sucre ajouté
Training/séance feel good

Heure	Ce que j'ai mangé/bu (repas, collations, boissons en g)	Sucres (en g)

En sucres
(COLORIEZ : = 5G)

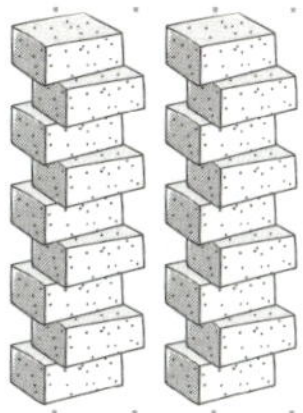

TOTAL : ....

DIMANCHE

Petit déj'
Thé aux fruits rouges
Pain intégral + beurre
1 petit-suisse nature
2 abricots secs
+ 10 amandes

Déjeuner
Radis à la croque
Orge à la bolognaise
+ courgettes sautées
Prunes

Dîner
Gaspacho de concombre
Salade d'orge et crudités
Fromage blanc de brebis
+ fraises

BIEN-ÊTRE

Qi gong

La posture de l'arbre augmente votre énergie. Pieds parallèles, largeur des épaules, fléchissez légèrement les genoux et rentrez le bassin. Relâchez les épaules, les hanches et placez vos mains devant les yeux, coudes pliés et écartés. Tenez la position au moins 5 min.

FOOD

Salade d'orge et crudités

(pour 4 personnes)
Faites cuire 150 g d'orge perlé dans un autocuiseur 12 min après rotation de la soupape. Égouttez et laissez refroidir. Ajoutez 1 avocat en dés, quelques tomates en morceaux, ½ oignon rouge et 50 g d'olives noires hachés. Assaisonnez avec une vinaigrette à l'huile d'olive et servez.

MOTIVATION

J'ai réussi (et je m'encourage à adopter cette nutrition dorénavant) !

Listez vos plus belles réussites dans votre parcours d'arrêt du sucre : « Je suis fière de moi parce que… » (par exemple : j'ai craqué plusieurs fois mais je n'ai pas abandonné, je suis allée au bout de ma détox au sucre, j'ai été capable d'arrêter les boissons sucrées…). Bravo ! Continuez ce lifestyle minceur. À vous, healthy life et liberté !

MES TRACKERS

Coloriez votre niveau de satisfaction :

- Zéro stress
- Zéro envies de sucre
- 25 g de sucre ajouté
- Training/séance feel good

NOTES

•
•
•
•
•
•
•

Heure	Ce que j'ai mangé/bu (repas, collations, boissons en g)	Sucres (en g)

En sucres

(COLORIEZ : =

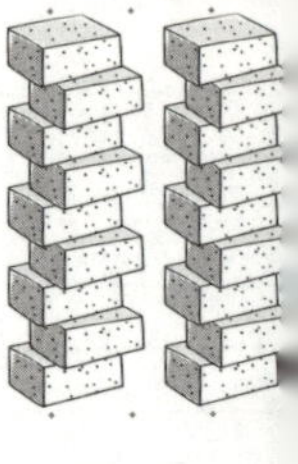

TOTAL : ....

Mon bilan semaine 4

Mes victoires	Mes petits échecs	Niveau bien-être, comment je me suis sentie ?

Sucres consommés par jour (en moyenne) :

Comment j'ai réussi à réintégrer les sucres naturels ? PEUT MIEUX FAIRE ! ☆ ☆ ☆ ☆ ☆ ☆ ☆ ☆ ☆ ☆ AU TOP !

Ce qui m'a aidée à mieux gérer	Ce qui a été compliqué	Ce que je peux faire la semaine prochaine pour progresser :

Vous êtes arrivée au bout de ce programme, soyez fière de vous ! À présent, vous êtes une healthy girl, et ça vous fera du bien durablement dans tous les domaines (énergie, bien-être, silhouette) ! Vous craquez encore de temps en temps ? Pensez à lutter contre les émotions qui poussent à manger du sucre en trop grande quantité. Vous devez absolument gérer votre stress avec autre chose que de la nourriture et chasser vos idées noires dès qu'elles pointent le bout de leur nez. Pensez à la positive attitude : cela se travaille tous les jours jusqu'à devenir une philosophie de vie !

Bilan mois 3 : objectif stabilisation

Ma checklist

- ☐ Je mange équilibré et je ne grignote pas (ou très peu).
- ☐ Je continue de manger à IG bas.
- ☐ Je respecte les quantités de sucres naturels préconisées (25 g par jour max).
- ☐ Je continue de prendre des snacks sains à IG bas en cas de petit creux.
- ☐ Je ne prends plus de sucre ajouté raffiné (ou uniquement aux cheat meals).
- ☐ Je gère bien mes envies de sucre et mes petits creux.
- ☐ Je suis bien rassasiée après mes repas.
- ☐ J'ai beaucoup plus d'énergie que quand j'ai commencé ma détox.
- ☐ Je fais mes séances de sport chaque semaine.
- ☐ Je suis motivée pour adopter cette alimentation saine durablement !

Résultat : .... / 10

Mon score

En dessous de 5/10 : vous avez rencontré quelques difficultés ce mois-ci avec la réintégration des sucres naturels. Peut-être que vous n'étiez pas encore tout à fait prête pour cette étape… Côté silhouette, l'aiguille de la balance a tendance à remonter, c'est le signe que vous avez consommé trop de sucres ! Revenez à l'étape 2 pendant quelques semaines, histoire de balayer définitivement vos envies de sucre ! Soyez patiente et persévérante, vous y arriverez !
Entre 5 et 8/10 : vous avez encore un peu de mal avec le sucre ou vous manquez d'organisation pour équilibrer et cuisiner vos repas (d'où vos grignotages en journée et vos dérapages aux repas !), mais vous y êtes presque, courage ! Côté silhouette, c'est plutôt stable, alors que vous aimeriez vous affiner encore un peu… Poursuivez cette alimentation au quotidien. Bientôt, manger équilibré et à IG bas sera naturel et vos envies de sucre seront oubliées…
Au-dessus de 8/10 : bravo, vous avez atteint vos objectifs ! Votre alimentation est saine et équilibrée, vous faites du sport régulièrement et vous avez retrouvé l'énergie qui vous manquait au quotidien ! Côté silhouette, vous continuez à vous affiner tout naturellement. Votre poids de forme et votre body idéal se profilent à l'horizon ! À présent que vos envies de sucre ont disparu, c'est tellement facile, n'est-ce pas ?

Ce dont je suis le plus fière

....
....
....
....

Mes notes

....
....
....
....
....

Mon bien-être

Mettez en relation vos séances feel good et votre humeur pour savoir si cela a un impact sur vos envies de sucre !

Humeur											☺
Stress											☺
Mon HIIT/ mes séances feel good											☺

Mandala stabilisation

Coloriez la case du jour selon la légende. Vous dessinez ainsi la réussite de votre mois de stabilisation !

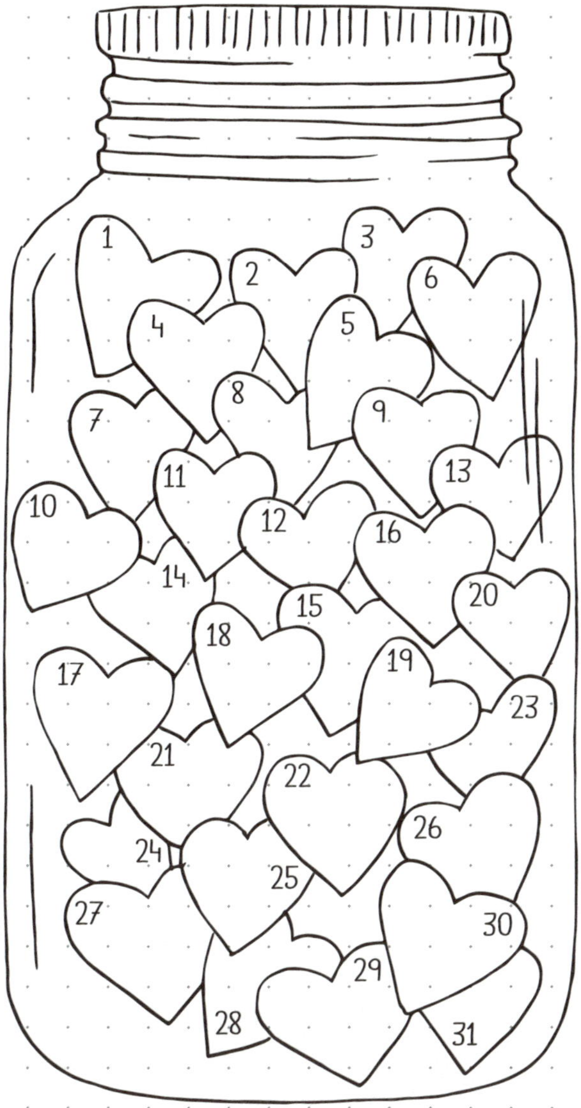

Bravo ! Zéro craquage et objectifs atteints !

Yes, j'ai plutôt bien géré : objectifs respectés avec quelques rares craquages.

J'ai pas trop mal géré : objectifs respectés avec des craquages.

J'aurais pu mieux faire : objectifs rarement respectés et des craquages récurrents.

Aïe, impossible de tenir les objectifs et des craquages tous les jours !

MES NOTES

MES NOTES

MES NOTES

Conclusion

Vous avez entamé votre première bataille contre le sucre (vous en sortez victorieuse ou en tout cas, avec l'avantage…), mais ce ne sera peut-être pas toujours facile de tenir cette nutrition au quotidien… Si vous n'êtes pas suffisamment vigilante, les mauvaises habitudes reviendront, tôt ou tard, de façon plus ou moins insidieuse, et un beau jour (ou un mauvais), vous vous rendrez compte que vos bonnes habitudes, celles pour lesquelles vous avez tant fait d'efforts pendant ces 3 mois, sont déjà zappées ! Alors, ne lâchez rien : faites-vous des piqûres de rappel de temps en temps (des journées sans aucun sucre, par exemple), histoire de rappeler vos papilles et votre cerveau à l'ordre ! Et n'oubliez pas la règle : des IG bas, zéro sucre raffiné, seulement 25 g de sucres naturels par jour.

Ces bonnes habitudes alimentaires que vous avez aujourd'hui, vous allez les conserver : vous avez découvert une nouvelle façon de manger, plus saine, qui vous a permis de vous sevrer des sucres raffinés et de retrouver de l'énergie au quotidien, difficile de revenir en arrière ! C'est même bien plus gourmand. Continuez à bien trier vos sucres et à manger équilibré en privilégiant les aliments à IG bas : c'est la clé pour rester mince sur le long terme, être pleine d'énergie et vous sentir bien !

Carnet d'adresses et bibliographie

L'auteur

www.IGBAS.com : un coaching minceur et sain complet
www.passionnutrition.com : le blog de recettes saines et gourmandes à IG bas
Retrouvez-moi sur les réseaux sociaux :
Instagram : @passionnutrition
Facebook : @blog.passionnutrition
YouTube : Marie-Laure André

Si vous souhaitez tonifier votre silhouette et suivre un programme sportif complet, voici une sélection de livres qui peuvent vous aider…

- *Le HIIT au féminin*, Sean Bartram, Marabout, 2015.
- *Mon cahier HIIT*, Fit By Clem et Jessica Xavier, Solar, 2018.
- *Mon cahier Yoga sculpt*, Sandrine Bridoux, Solar, 2017.

Pour aller plus loin avec l'alimentation saine et équilibrée (et IG bas !) :

- *Mon cahier Minceur zéro sucre*, Marie-Laure André, Solar, 2018.
- *Mon cahier Brûle graisse*, Marie-Laure André, Solar, 2017.

Si vous avez besoin d'un outil plus complet pour vous organiser au quotidien…

- *Mon Bullet agenda*, Powa, Solar, 2018.
- *Mon cahier Bullet agenda*, Powa, Solar, 2017.

Pour plus d'idées pour vos séances bien-être :

- *Méditer jour après jour*, Christophe André, L'Iconoclaste, 2011.
- *Mon cahier Massage*, Elisa Lafitte, Solar, 2018.

Pour des recettes healthy, IG bas et gourmandes :

- *IG BAS*, Marie-Laure André et Ella Hagege, Hachette, 2017.
- *Megalow Food*, Ella Hagege, Alternatives, 2017.

Remerciements

Un grand merci à tous ceux qui me suivent sur les différents réseaux sociaux et sur mon blog : vos commentaires encourageants et vos retours d'expériences sont précieux !
Merci aux abonnés de mon site de coaching IGBAS pour leur confiance.
Merci à Pauline Valdairon pour les exercices de sophrologie.
Merci à ma famille et à mes amis pour leur soutien sans faille.
Merci également à Gwladys Greusard et à Suyapa Hammje, avec qui c'est toujours un réel plaisir de travailler.

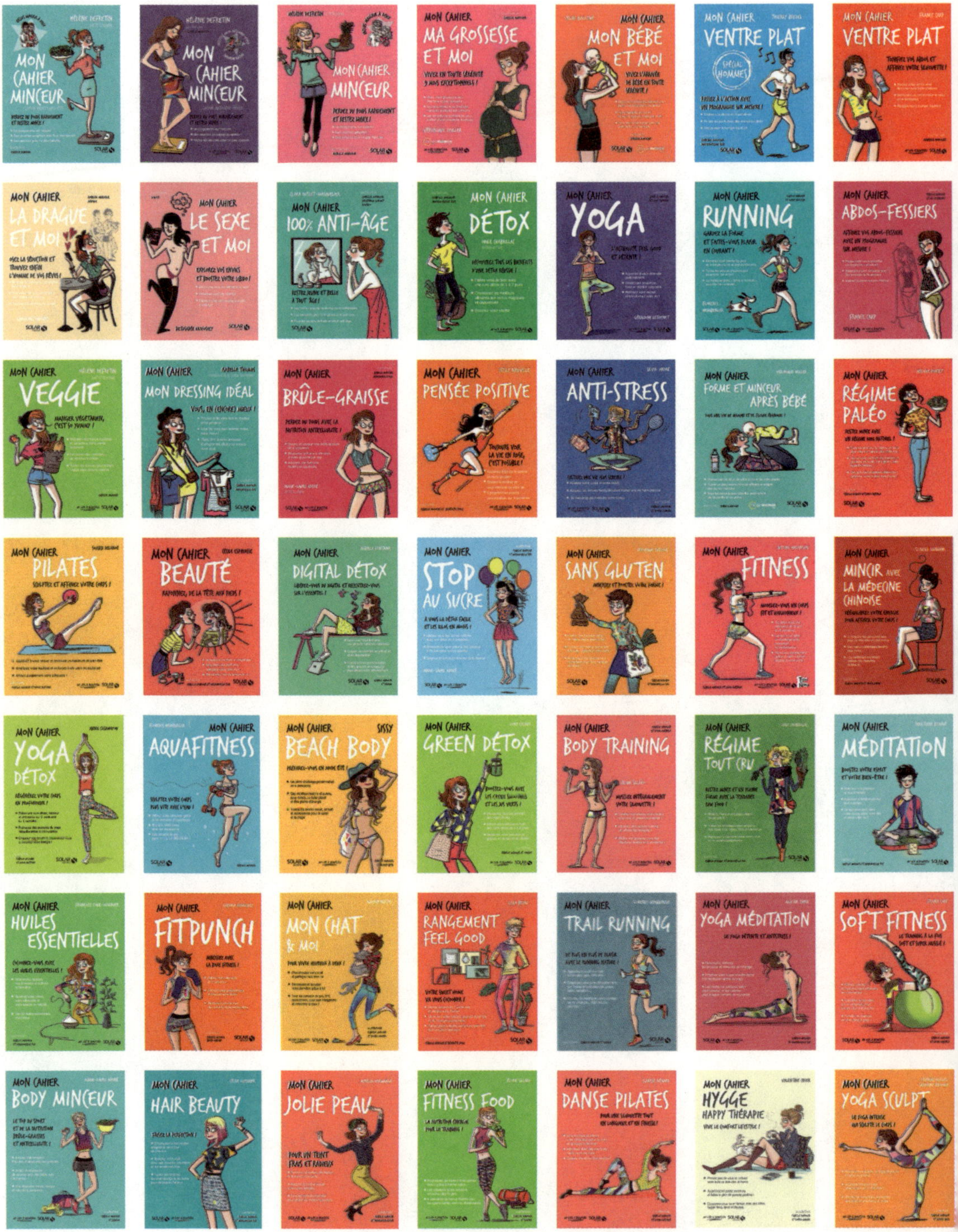

Mon cahier minceur
Mon cahier minceur
Mon cahier minceur
Mon cahier Ma grossesse et moi
Mon cahier Mon bébé et moi
Mon cahier Ventre plat spécial hommes
Mon cahier Ventre plat
Mon cahier La drague et moi
Mon cahier Le sexe et moi
Mon cahier 100% anti-âge
Mon cahier Détox
Mon cahier Yoga
Mon cahier Running
Mon cahier Abdos-fessiers
Mon cahier Veggie
Mon cahier Mon dressing idéal
Mon cahier Brûle-graisse
Mon cahier Pensée positive
Mon cahier Anti-stress
Mon cahier Forme et minceur après bébé
Mon cahier Régime paléo
Mon cahier Pilates
Mon cahier Beauté
Mon cahier Digital détox
Mon cahier Stop au sucre
Mon cahier Sans gluten
Mon cahier Fitness
Mon cahier Mincir avec la médecine chinoise
Mon cahier Yoga détox
Mon cahier Aquafitness
Mon cahier Beach body
Mon cahier Green détox
Mon cahier Body training
Mon cahier Régime tout cru
Mon cahier Méditation
Mon cahier Huiles essentielles
Mon cahier Fitpunch
Mon cahier Mon chat & moi
Mon cahier Rangement feel good
Mon cahier Trail running
Mon cahier Yoga méditation
Mon cahier Soft fitness
Mon cahier Body minceur
Mon cahier Hair beauty
Mon cahier Jolie peau
Mon cahier Fitness food
Mon cahier Danse pilates
Mon cahier Hygge happy thérapie
Mon cahier Yoga sculpt

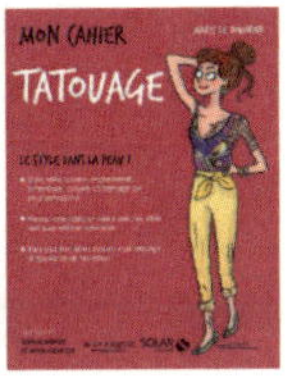
MON CAHIER
TATOUAGE
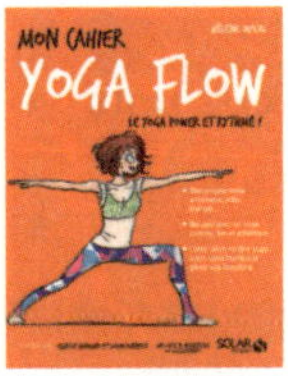
MON CAHIER
YOGA FLOW
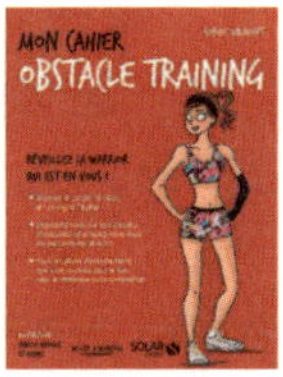
MON CAHIER
OBSTACLE TRAINING
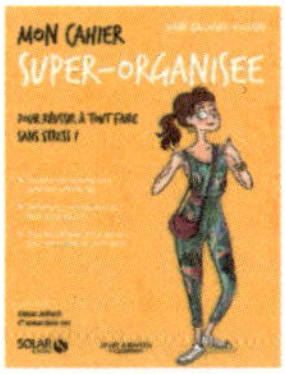
MON CAHIER
SUPER-ORGANISÉE
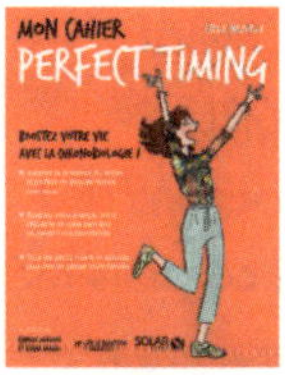
MON CAHIER
PERFECT TIMING
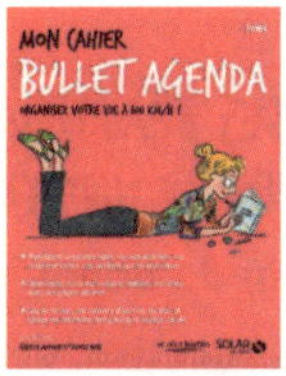
MON CAHIER
BULLET AGENDA
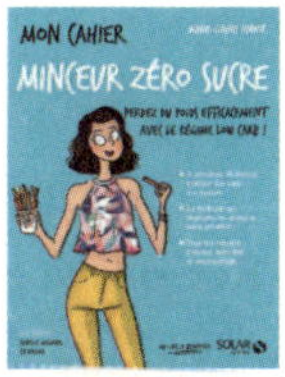
MON CAHIER
MINCEUR ZÉRO SUCRE
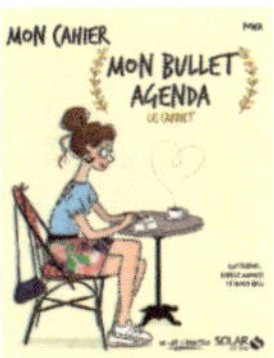
MON CAHIER
MON BULLET AGENDA
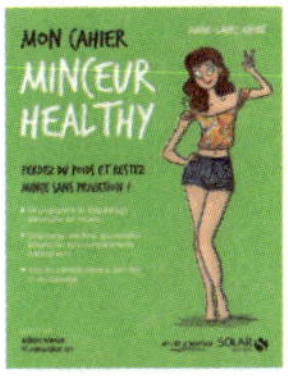
MON CAHIER
MINCEUR HEALTHY
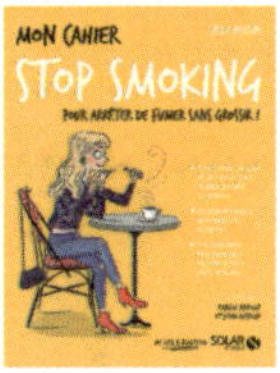
MON CAHIER
STOP SMOKING
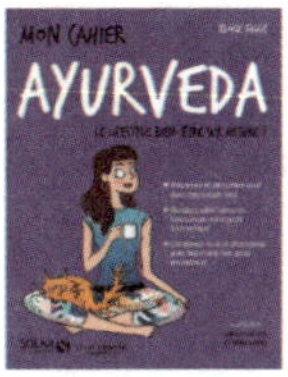
MON CAHIER
AYURVEDA
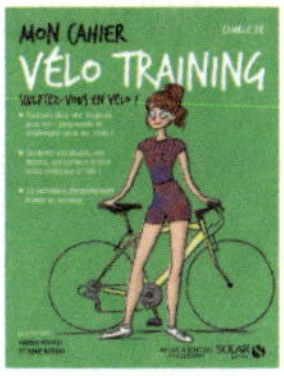
MON CAHIER
VÉLO TRAINING
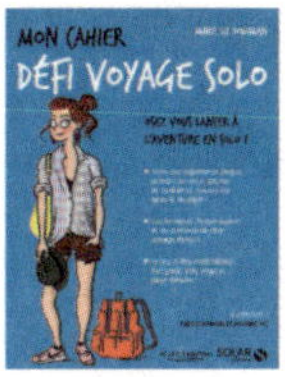
MON CAHIER
DÉFI VOYAGE SOLO
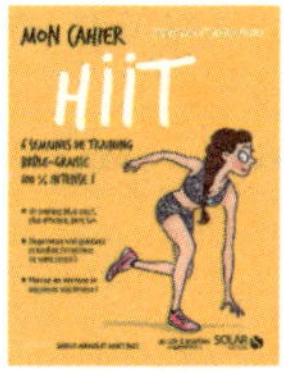
MON CAHIER
HIIT
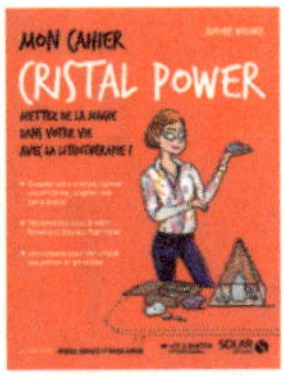
MON CAHIER
CRISTAL POWER
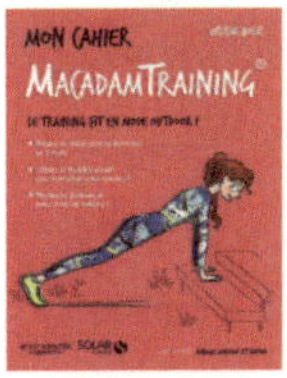
MON CAHIER
MACADAMTRAINING
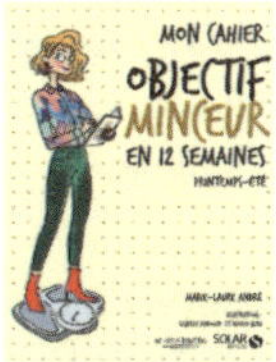
MON CAHIER
OBJECTIF MINCEUR
EN 12 SEMAINES
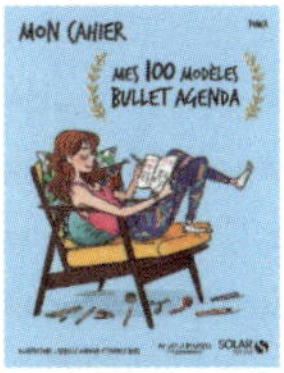
MON CAHIER
MES 100 MODÈLES BULLET AGENDA
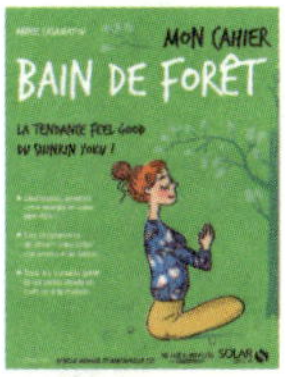
MON CAHIER
BAIN DE FORÊT
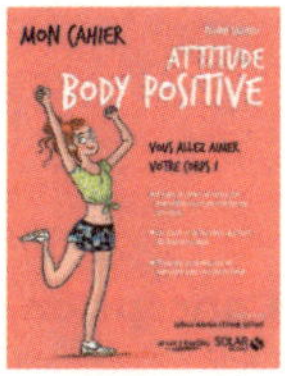
MON CAHIER
ATTITUDE BODY POSITIVE
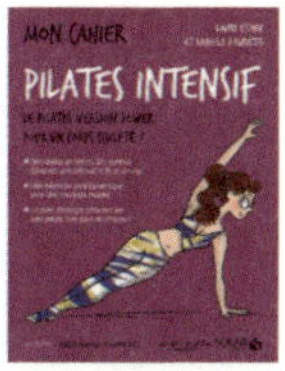
MON CAHIER
PILATES INTENSIF
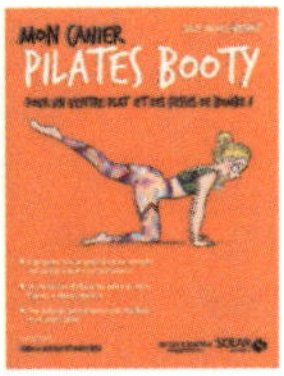
MON CAHIER
PILATES BOOTY
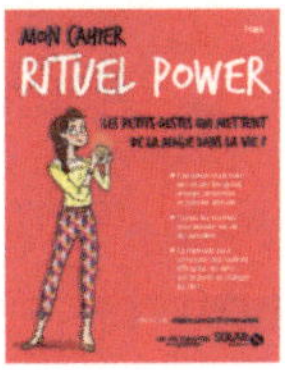
MON CAHIER
RITUEL POWER
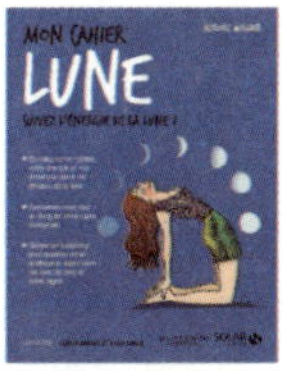
MON CAHIER
LUNE
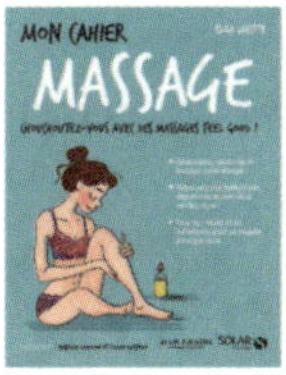
MON CAHIER
MASSAGE
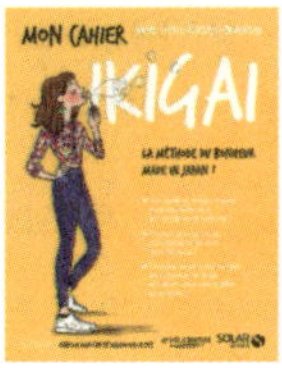
MON CAHIER
IKIGAI
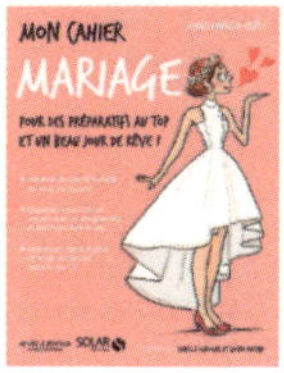
MON CAHIER
MARIAGE
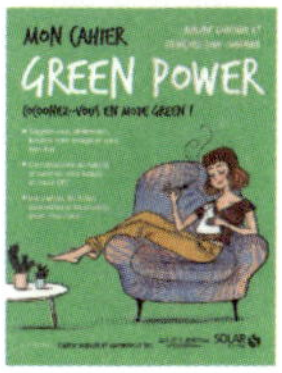
MON CAHIER
GREEN POWER
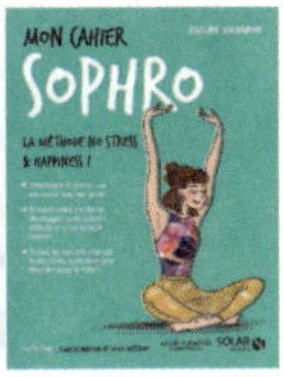
MON CAHIER
SOPHRO
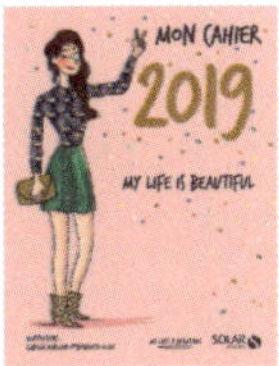
MON CAHIER
2019
MY LIFE IS BEAUTIFUL
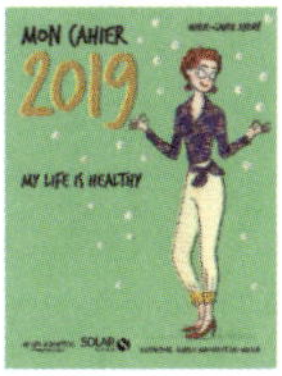
MON CAHIER
2019
MY LIFE IS HEALTHY

LES BEAUTIFUL GIRLS,
C'EST TOUTE UNE COMMUNAUTÉ !
Retrouvez plein de bonus, de conseils feel good,
des recettes, des trainings,
et des actus tendance **MADE BY MON CAHIER !**

Un lieu rien que pour vous :
http://mylifeisbeautiful.fr/

Une communauté de filles stylées :
VOUS DÉCHIREZ
mylifeisbeautiful.fr mylifeisbeautiful.fr

Direction : Jean-Louis-Hocq
Direction éditoriale : Suyapa Hammje
Édition : Gwladys Greusard
Conception et mise en couleur de la couverture : Stéphanie Brepson
Maquette : Sophie Delannoy
Mise en pages : Nord Compo
Fabrication : Céline Premel-Cabic

FSC MIXTE Papier issu de sources responsables FSC® C003309 www.fsc.org

ISBN : 978-2-263-15777-6
Code éditeur : S15777
Dépôt légal : janvier 2019
Imprimé en Espagne par Liberduplex

HarmonieSolar
harmonie_solar

mylifeisbeautiful.fr
mylifeisbeautiful.fr

http://www.mylifeisbeautiful.fr/

Solar, un département d'Édi8